RECHERCHES

SUR

L'HÉMOPHILIE

PAR

F. SIMON,

Docteur en médecine de la Faculté de Paris,
Ex-chirurgien aide-major dans les ambulances mobiles de l'armée (Siége de Paris).

PARIS

A. PARENT, IMPRIMEUR DE LA FACULTÉ DE MÉDECINE

RUE MONSIEUR-LE-PRINCE 29, 31.

1874

RECHERCHES
SUR L'HÉMOPHILIE

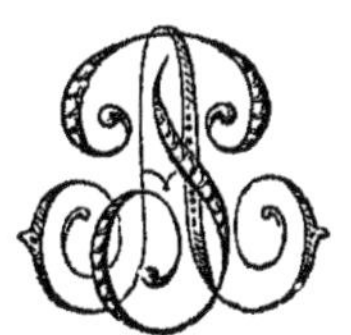

Paris. — Typ. de A. Parent, rue Monsieur-le-Prince, 29 et 31.

RECHERCHES

SUR

L'HÉMOPHILIE

PAR

F. SIMON,

Docteur en médecine de la Faculté de Paris,
Ex-chirurgien aide-major dans les ambulances mobiles de l'armée (Siége de Paris).

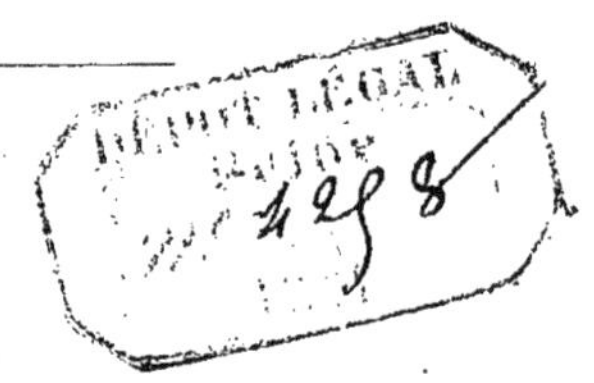

PARIS

A. PARENT, IMPRIMEUR DE LA FACULTÉ DE MÉDECINE

RUE MONSIEUR-LE-PRINCE 29, 31.

1874

RECHERCHES
SUR L'HÉMOPHILIE

AVANT-PROPOS

« C'est un fait connu depuis longtemps dans la science qu'il existe des individus qui, pour la moindre blessure, et même sans cause appréciable, sont exposés à des pertes de sang plus ou moins abondantes (1). » Mais ce qui est peut-être moins connu, ce sont les circonstances pathologiques au milieu desquelles on voit survenir ces hémorrhagies.

Lorsqu'on lit, en effet, les premières observations d'hémophilie qui ont été publiées, on n'apprend qu'une chose, c'est que, chez certains sujets, des hémorrhagies spontanées ou traumatiques, sont abondantes, longues, rebelles, et très-souvent mortelles. Ces observations sont sans doute incomplètes, on ne s'est attaché qu'au côté le plus effrayant du tableau, si je puis ainsi dire ; les détails ont passé inaperçus. Ainsi, pour ne citer qu'un exemple, on trouve dans le Journal des progrès des sciences et institutions médicales (1829), le fait suivant :

En 1824, une femme qui avait un ictère fut prise d'un rhumatisme pour lequel on pratiqua l'acupuncture de la région antérieure de l'avant-bras. La piqûre donna lieu à une hémorrhagie mortelle. Le Dr Reynell Coates, qui écrit ces lignes, ne parle pas autrement de sa malade. Le

(1) Lebert, Arch. méd., 1837.

rhumatisme se trouve là comme par hasard, l'auteur est muet sur les antécédents, il ne recherche nullement s'il y a un rapport quelconque entre les différents phénomènes qui se présentent, il constate l'hémorrhagie fatale et rien de plus. Les observations de ce genre ne sont pas rares aujourd'hui, et depuis une quarantaine d'années à peu près, les choses ont changé. En étudiant les monographies qui ont été écrites sur l'hémophilie, en lisant les observations déjà assez nombreuses, qui ont été insérées dans différents recueils, on voit que les pertes sanguines ne sont pas les seules manifestations de la diathèse hémorrhagique. D'autres symptômes plus ou moins accusés, mais à peu près constants, se retrouvent évidemment chez les sujets atteints de cette terrible maladie.

Les faits que nous exposons dans le courant de ce travail, leur ressemblance avec d'autres qui ont été publiés assez récemment, viennent témoigner une fois de plus de la nature complexe d'une affection encore trop peu connue.

La première observation a été recueillie par nous dans la clientèle de M. le Dr Chatillon, ancien interne des hôpitaux. Nous devons les quatre autres à l'obligeance de M. le Dr Lunier qui a été assez bon du reste, pour soumettre, de temps à autre, à notre observation personnelle deux des petits malades dont nous parlerons plus loin. Il nous a fourni, en outre, des renseignements d'autant plus précieux, que des circonstances toutes particulières l'ont amené à étudier l'hémophilie dans la famille de nos jeunes malades.

Un de ces derniers a été le sujet d'un article publié par M. Delmas dans le journal de médecine de Bordeaux, en 1868. Son histoire même a été commencée, mais a dû rester inachevée, le malade étant seulement de passage à Bordeaux. Nous produisons aujourd'hui des observations complètes, et nous possédons aussi exactement que possible tous les faits relatifs à l'étiologie et à la pathogénie de la diathèse hémorrhagique dans cette famille.

Grâce à cette bonne fortune, nous avons pensé qu'il pouvait être utile de nous livrer à quelques recherches sur l'hémophilie. Nous ne nous dissimulons pas les difficultés d'une semblable étude ; mais tout en abordant timidement notre sujet, si nous n'avons pas la prétention de doter la science d'une découverte, nous croyons, du moins, lui être utile en délimitant le mieux que nous pourrons le point où en est la question de l'hémophilie et en ajoutant aux faits déjà connus quelques données, quelques aperçus qui découlent naturellement des observations qu'il nous a été permis d'étudier.

INDEX BIBLIOGRAPHIQUE. — HISTORIQUE

Il y a trois siècles et demi, Albucasis écrivait que, d'après la relation d'un médecin arabe, Alsa-Arhavius, on avait vu tous les membres d'une famille succomber à des hémorrhagies arrivées sans cause appréciable et que rien n'avait pu arrêter. C'est là, croyons-nous, le premier fait d'hémophilie connu.

En 1585 Al. Benedictus rapporte dans ses « Exempla « rara medicinalium observationum, » le cas d'un homme âgé de 36 ans et qui, chaque mois, voyait survenir un écoulement sanguin. « Nec prius fluor ille cessabat, quam « sanguinis libra emitteretur : quo evacuato, nullus dis- « cernere poterat undè evacuatio facta esset. »

On trouve dans Fabrice de Hilden (1612) l'histoire d'un malade sujet aux hémorrhagies et qui perdit, un jour « tam ex umbilico quam ex naribus libras usque viginti « septem sanguinis ! » Les médecins, malgré leur extrême

diligence n'avaient pu triompher de la perte sanguine ;
mais elle s'arrêta d'elle-même.

Ces observations curieuses à plus d'un titre, et qui ser-
vent à prouver que l'hémophilie est une affection connue
depuis fort longtemps déjà, sont sans doute entachées
de quelque exagération. Les annotations qui les accompagnent se ressentent fortement des bizarres théories de
l'humorisme ancien.

Les éphémérides des Curieux de la Nature renferment
quelques observations qui sont presque aussi pauvres et
aussi peu instructives que les précédentes. Il faut arriver
jusqu'à nos jours pour lire des observations dignes du plus
haut intérêt.et d'où l'on puisse retirer un réel enseigne-
ment.

Diverses publications de date assez récente ont paru en
Allemagne :

— Grandidier. Die Hœmoph. oder die Blutkrankheit.,
Leipsig, 1855 et Schmidt's Jahrbücher, Leipsig, 1863.

— Schliemann. Diss. de dispos. ad hæmorrhagias per-
niciosas hereditaria, 1831.

— Quadrat. Oesterr. med. Wochenschrift, 1841. Il s'agit
de deux cas d'hémophilie observés chez des femmes : ces
cas sont rapportés dans la Gazette médicale de 1842.

— Schulz. De idiosyncrasia hemorrhagica, 1844.

— Uhde. Deutsche Klinik, 1850.

— Reinert. Ueber Hœmophilie., diss. inaug., 1869.

— Aesmann. Die Hœmophilie, 1869. Diss. inaug.

Pour l'Amérique du Nord, nous citerons :

— Reynell Coates. North american medical and surgical journal, Philadelphia, 1828. On trouve la traduction
française de ces observations sur les hémorrhagies héré-

ditaires dans le Journal des progrès des sciences et institutions médicales, 1829.

— J. N. Hughes. In american, Journal of medical science, 1833.

— Traneus. Saint-Louis, medical and surgical Journal 1870.

En Angleterre, les publications relatives à l'hémophilie sont nombreuses : parmi celles qui ont paru il y a peu de temps, nous trouvons :

— Babington. Lancet, 1865, p. 362, cas d'épistaxis héréditaire.

— Buss. Medical Times and Gazette, 1868.

— Durham. Guy's hospital reports, 1868.

— Marshall. Medical Times and Gazette, 1870.

— Waterhouse. British medical Journal 1870.

— Wickham Legg. St-Bartholomeu's hospital reports, 1871, p. 23.

En France les principaux documents que nous pouvons consulter sont les suivants :

— Sam. Cooper. Dict. de chirurg. prat. (piqûres de sangsues, hémorrhagie mortelle).

— Lisfranc. Séance acad. du 27 septembre 1827 (femme, hémorrhagie après sangsues).

— Latour. Hist. phil. et médic. des causes essentielles, immédiates et prochaines des hémorrhagies, 1815.

— Journal des progrès des sciences et inst. médic., 1829.

— Archives gén. de méd., octobre 1833. Diath. hémorrhag. avec rhumatisme. Obs. tirée de Transylvanie journal.

— Revue médicale, 1835. Hémorrhagie constitutionnelle avec douleurs rhumatismales.

— Archives gén. de méd., juillet, 1835. (Enfant de 13 ans, hémophile et rhumatisant ; il a un frère rhumatisant aussi.)

— Archives méd., 1837. (Lebert, hémophilie et affections articul.).

— Gazette médicale de Paris, 1838. (Dubois de Neufchâtel, hémophilie et rhumatisme).

Arch. méd., 1841. (Tardieu, diathèse hémorrhagique avec douleurs articulaires).

— Guepratte. Journal des conn. médico - chirurg., juin, 1844.

— Dequevauviller. Dé la disposition aux hémorrhagies. Thèse de Paris, 1844.

— Gintrac. Cours théorique et clinique de pathologie, 1853.

— Gazette hebdomad., 1857. (Cas d'hémoph. avec réflexions, par Magnus Huss de Stockholm).

— Gaz. hebd., 1857. (Cas d'hémop. avec leucocythémie et altération de la rate).

— Archives médic., 1863. (De l'hémoph., par E. Fritz). Saint-Vel. Union médic., 1865.

— Sentex. Mémoires de la Société médic.-chirurg. de Bordeaux, 1866.

— Montpellier médical, 1869. (Leçon sur l'hémophilie, par A. Castan. Le malade qui fait le sujet de l'observation n'a pas de phénomènes articulaires, mais un frère est manifestement rhumatisant).

— Lyon médical, 1871. (Hémop. et aff. art. autopsie).

— Gazette hebdomadaire, 1872.

— Lyon médical, 1872.

— Bordeaux médical, 1872.

Il nous paraît utile, pour clore cette longue série, d'indiquer les principales monographies qui ont été écrites sur l'hémophilie.

— James Miller. Monthly, journal 1842. L'auteur insiste particulièrement sur le traitement.

— Wachsmuth. Dic Bluterkrankheit. Magdeburg, 1849.

— Lange. Oppenheim's Zeitschrift, 1851.

— Woff. De la diathèse hémorrhagique héréditaire, thèse de Strasbourg, 1844.

— Bordmann. De l'hémophilie, thèse de Strasbourg, 1851.

— Resal. Thèse de Paris, 1861. Cet ouvrage n'est guère autre chose qu'une translation des faits rapportés par M. Bordmann.

— Wickam Legg. A Treatise on hœmophilia, Londres, 1871.

Ce dernier traité offre, sans doute, ce qui a été écrit de plus complet sur l'hémophilie. Mon excellent ami G. Rafinesque, interne des hôpitaux, a bien voulu en traduire avec nous les passages les plus intéressants, nous ferons donc quelques emprunts au livre du médecin anglais.

DÉFINITION (1).

L'hémophilie peut être définie de la manière suivante : une affection constitutionnelle, le plus souvent héréditaire, offrant pour symptômes principaux des hémorrhagies, des ecchymoses, des suffusions et des tumeurs sanguines spontanées et traumatiques, des gonflements et des douleurs articulaires et s'accompagnant assez souvent de névroses dont la forme est variable.

Obs. 1. — G... D..., est âgé de 12 ans 1/2 ; assez bien constitué, d'une taille ordinaire , il a les cheveux chatains,

(1) Par hémophilie, on entend une maladie à la fois héréditaire et congénitrle, durant ordinairement aussi longtemps que la vie du malade, et accompagnée d'une disposition hémorrhagipare et d'une tendance aux gonflement des articulations. (Wickam Legg.)

les yeux bruns, les joues à peine colorées, la peau d'une teinte pâle. L'expression de la physionomie est intelligente, le caractère d'une gaieté et d'une mobilité remarquables.

Lorsqu'il vint au monde, c'était un enfant magnifique et quoiqu'il fût élevé au biberon, il faisait, au dire de ses parents, l'admiration de tout le monde. Il jouissait donc d'une excellente santé, lorsqu'à 6 mois, en jouant avec un petit bâton, il se fit à un doigt une écorchure imperceptible. Une hémorrhagie abondante eut lieu, le sang coula pendant deux jours et demi. La compression, le perchlorure de fer furent inutiles; un mélange de strychnine en poudre et d'amidon arrêta l'écoulement.

A partir de ce moment, l'enfant resta pâle, mais non maigri. Il avait 11 mois quand sa première dent apparut en même temps qu'on vit son intelligence se développer d'une façon remarquable; à 15 mois, le langage était assez parfait.

La santé continuait, mais à 2 ans 1/2, il fut pris de la rougeole. La maladie, du reste, se passa régulièrement et ne laissa après elle aucune trace. L'état général de l'enfant était excellent lorsque trois mois après l'invasion de la fièvre éruptive, des accidents singuliers survinrent sans cause appréciable : le corps était le siége d'épanchements sanguins sous-cutanés multiples, et une large ecchymose occupait tout le côté droit du dos, depuis l'épaule jusqu'aux lombes. Une pâleur extrême de tous les téguments s'ensuivit, et ces épanchements ne disparurent que très-lentement. Le traitement avait consisté en l'application des compresses résolutives et en l'administration de perchlorure de fer à l'intérieur.

Quelque temps après, un petit abcès situé près de l'angle du maxillaire inférieur, et qui fut ouvert, donna lieu à une légère hémorrhagie qui ne dura pas plus de dix minutes. Une injection d'iode pur, puis d'un mélange d'iode et de perchlorure avait été faite dans la cavité de l'abcès. La cicatrice est aujourd'hui à peine visible, et n'a jamais donné lieu à aucun accident.

C'est à partir de l'âge de 3 ans qu'on observa chez notre jeune malade une série d'accidents survenus à des intervalles très-rapprochés, et qui compromirent gravement son existence. Un jour qu'il s'était fait avec les dents une légère coupure de la langue, il se manifesta une violente hémorrhagie : quelques jours après, l'avulsion d'une dent fut cause du même accident, et l'écoulement sanguin était à peine arrêté qu'il en survenait un autre produit par l'éraillure du frein de la lèvre supérieure. Cette dernière hémorrhagie prit des proportions effrayantes, tous les moyens ordinairement employés avaient échoué, la mort était imminente quand l'écoulement s'arrêta spontanément.

Les toniques, un régime approprié, le repos, avaient rendu quelques forces au malade, mais cet état ne devait pas durer longtemps. Naturellement vif, turbulent, G... avait à peine repris ses jeux qu'il eut un jour la maladresse de se donner un coup de marteau sur une ongle ; cette contusion fut suivie d'une hémorrhagie qui persista pendant six semaines. Le sang avait coulé longtemps, mais continuellement, sans qu'aucun hémostatique eût pu l'arrêter ; des compresses imbibées d'une solution de chlorhydrate d'ammoniaque dans du gros vin triomphèrent de l'hémorrhagie.

Les choses allèrent à peu près bien pendant deux ans, des épistaxis plus ou moins abondantes venant de temps à autre troubler la santé de G..., lorsqu'il fit un voyage à Londres. Un Anglais ayant eu la malencontreuse idée de lui presser la main un peu trop fort, celle-ci devint immédiatement le siége d'une tuméfaction énorme et douloureuse qui ne disparut qu'au bout d'une quinzaine de jours.

A l'âge de 5 ans, G... D... présenta une suite de phénomènes de nature différente. Il eut un accès d'asthme très-
violent et qui se termina par une syncope. Les accès qui
succédèrent au premier offrirent une particularité remarquable : leur intensité croissait avec l'altitude du lieu où
se trouvait le malade. Le fait suivant donnera une idée de
la bizarrerie de cette influence exercée par la pression
atmosphérique. G... accompagna, un jour, sa famille qui
se rendait dans une villa située près de Londres, à la hau-
teur des flèches de Saint-Paul. Il était parti bien portant,
mais à peine était-il arrivé qu'un accès d'asthme survint :
la crise fut effrayante, l'intensité de la dyspnée et des
phénomènes d'asphyxie faisaient croire à une fin prochaine.
On se décida à emmener l'enfant, et plus le train qui l'em-
portait se rapprochait de Londres, moins la toux était
fréquente. Tout était rentré dans le calme lorsque G...
fut parvenu à son domicile habituel. Plusieurs traitements
avaient échoué contre cette névrose : M. Marchal de Calvi
qui soigna le malade de retour à Paris eut recours à la
belladone qui depuis lors, a pu seule, du reste, amener
quelque soulagement.

C'est après les premiers accès d'asthme qu'apparurent
les douleurs rhumatismales. L'articulation tibio-tarsienne
gauche fut d'abord prise : gonflement, douleur, rougeur
légère, un peu de chaleur, fièvre : 120 pulsations. L'arthrite dura de six à huit jours, puis quitta l'articulation
tibio-tarsienne pour apparaître à celle du genou avec les
mêmes caractères.

Elle disparut comme la première et quelques jours après,
l'asthme revint. Il présenta à Paris les mêmes particularités qu'à Londres : des promenades à Meudon où le malade
allait quelquefois, étaient pour lui la cause d'accès épou-
vantables. On le ramenait à Paris, et à mesure que l'altitude décroissait, la névrose disparaissait.

Pendant plusieurs mois, il y eut une alternance remarquable entre les accès d'asthme et les gonflements articulaires, ceux-ci apparaissant surtout lorsque le temps était humide.

La diathèse hémorrhagique avait sommeillé durant un an, pour faire place aux deux phénomènes dont nous venons de parler. G... n'avait eu, du moins, que de légers accidents, quelques ecchymoses, comme on en voit si souvent chez les hémophiles. Celles-ci coïncidaient surtout avec les douleurs rhumatismales. Mais en l'année 1867, l'hémophilie reprit le dessus. En été, à Meudon, G... eut une hémorrhagie intestinale qui produisit une quantité de sang évaluée à 2 litres ou 2 litres 1[2 environ. Il se releva de cette crise faible, pâle, présentant enfin tous les symptômes de l'anémie la plus complète. La santé revint toutefois très-vite et il se passa plusieurs mois sans qu'on eût à déplorer d'accidents redoutables.

Les dernières manifestations graves de l'hémophilie chez notre malade consistèrent en d'abondantes épistaxis. Une, entre autres, effraya beaucoup la famille : elle dura tout un jour ; le sang coulait en même temps par les orifices antérieurs et postérieurs des fosses nasales, la bouche était remplie de caillots qui s'étiraient en longues traînées lorsqu'on les en extrayait. La mère nous affirma qu'elle était obligée de les couper avec des ciseaux. Aucun des moyens employés contre cette hémorrhagie n'avait réussi, et on se préparait à faire la transfusion du sang lorsqu'on vit l'écoulement sanguin s'arrêter de lui-même. On a observé, depuis, quelques autres épistaxis, mais bien moins intenses : elles coïncidaient avec l'apparition des douleurs articulaires.

Aujourd'hui, voici dans quel état se trouve notre malade : — disons d'abord qu'il n'a jamais eu d'hémoptysie. — Ce qui frappe chez lui, à part cette décoloration des tissus dont nous avons parlé plus haut, c'est sa nature nerveuse. Gai, enjoué, il est fort impressionnable et d'une affabilité extrême envers tous ceux qui l'environnent. Quand on lui demande où il souffre, il répond : nulle part. Les fonctions digestives s'opèrent chez lui avec une rapidité incroyable, et à le voir, rien ne dénote une existence qui a été tant de fois si gravement compromise.

Rien n'est troublé dans l'exercice des sens. La cage thoracique raisonne d'une façon normale : le cœur et les poumons ne font entendre à l'auscultation aucun bruit morbide. Le foie, la rate ne paraissent pas être augmentés de volume.

La dernière fois (janvier 1874) que nous avons vu le jeune G... il était retenu au lit par des douleurs articulaires dont l'une siégeait au genou droit et l'autre à l'articulation métatarso-phalangienne du gros orteil du même côté. Au commencement, les gonflements sont peu douloureux, G... continue à marcher, mais petit à petit la douleur augmente, la fièvre arrive et il est obligé de garder le repos. Nous avons observé, de plus, à la partie antérieure de l'avant-bras droit et au côté interne du même bras deux larges ecchymoses violacées, lesquelles étaient venues sans cause connue.

Antécédents. — G... a une sœur âgée de 15 ou 16 ans et qui n'a jamais eu aucun accident hémophilique. Le père est et a toujours été parfaitement bien portant. La mère, dont la santé est généralement bonne, offre cependant tous les caractères du tempérament nerveux le plus accompli. Mon cousin, le Dr Châtillon qui donne ses soins à la famille depuis plusieurs années, m'affirme avoir observé chez cette dame deux accès de *catalepsie* des mieux caractérisés : L'un d'eux était survenu à la suite d'une petite opération qu'on avait pratiquée sur la région frontale ; on avait ouvert un kyste sébacé.

En remontant aussi loin que possible dans la branche maternelle, on ne trouve rien, ni pour le rhumatisme, ni pour l'asthme, ni pour l'hémophilie. Un oncle seul est intéressant pour nous à ce sujet.

Voici en deux mots son histoire :

Il est, ou plutôt, il a été manifestement hémophile. Son enfance et sa jeunesse ont été, à proprement parler, exemptes des accidents graves de la diathèse hémorrhagique. Il a eu de fréquentes épistaxis, des ecchymoses, des épanchements sanguins sous-cutanés, des bosses sanguines même, tout ce qui est enfin l'apanage de l'hémophilie lorsqu'elle n'est pas arrivée à un haut degré. Les hémorrhagies coïncidaient ou alternaient avec les douleurs rhumatismales.

Ce n'est qu'à l'âge 26 ans que se manifesta la première hémorrhagie grave. C... était alors militaire : engagé dans la cavalerie, il avait vu s'écouler les premiers temps de cette vie pleine de dangers (et qui paraissait, certes, fort peu convenir à son état de santé habituel) sans aucun accident sérieux, quand un jour, il se coupa la langue avec les dents. Le sang coula pendant trois jours : cette longue hémorrhagie n'eut cependant pas de suites graves et C... put continuer son rude métier sans voir survenir d'autres manifestations plus inquiétantes que celles qu'il avait eues pendant les premières années de sa vie. Bien plus, les accès devinrent moins fréquents, et la santé générale s'améliorait chaque jour. L'oncle de C... a aujourd'hui 45 ans. Pendant la dernière guerre, il reprit du service sans que cela fût pour lui l'occasion d'accidents nouveaux. Depuis six ans, du reste, toute manifestation hémorrhagique a cessé ; quelques douleurs rhumatismales viennent seules jeter, à des intervalles éloignés, le trouble dans sa santé qui d'ailleurs est excellente.

Les quatre observations qu'on va lire ont été fournies par quatre frères. Leur famille, dont on trouvera, page 33, le tableau généalogique, présente de curieux phénomènes d'hérédité :

On remarquera, par exemple, qu'un grand nombre de ses membres ont été hémophiles, d'autres rhumatisants ou goutteux, d'autres enfin ont offert des manifestations intéressantes du côté du système nerveux.

Nous attirons aussi l'attention du lecteur sur l'extraordinaire fécondité de cette famille. Les parents des quatre frères que nous allons étudier ont eu quatorze enfants.

Obs. II. — C... est pâle, blond et frêle. Il est né en 1859.

La diathèse hémorrhagique se manifesta chez lui, pour la première fois, à la suite d'une coupure qu'il se fit à la lèvre supérieure.

Le sang cessa de couler à la deuxième cautérisation au fer rouge ; l'hémorrhagie avait duré trois jours et trois nuits.

A partir de ce moment là, le malade eut, chaque année, plusieurs hémorrhagies nasales spontanées. Un saignement de nez qui dura huit jours constitua, chez lui, le second accident hémophilique : cet écoulement céda de lui-même. On avait remarqué, du reste, que plus on cherchait à l'arrêter, plus il devenait intense.

La santé avait reparu et elle n'était troublée de temps à autres que par quelques crises légères, lorsqu'un jour (l'enfant avait à peu près quatre ans et demi), il eut une épistaxis qui dura un mois sans discontinuer. Les lotions froides, la glace, les injections avec le perchlorure de fer échouèrent complètement : le tamponnement en avant et en arrière des fosses nasales, non-seulement ne réussit pas, mais augmenta encore l'hémorrhagie.

Enfin, après un long mois passé en efforts infructueux

répétés nuit et jour, l'enfant étant sur le point d'expirer, le médecin proposa l'emploi empirique des inhalations de chloroforme. La proposition acceptée, on procède à cette délicate opération avec une grande prudence ; à peine cet agent est-il inspiré pendant quelques secondes, que l'hémorrhagie s'arrête et l'enfant tombe en somnolence pendant trois quarts d'heure (1). Six à sept heures après, l'écoulement de sang reparaît, on recourt aussitôt au même moyen et, cette fois, l'hémorrhagie est arrêtée définitivement.

Plus tard l'enfant a été repris du même accident et l'hémorrhagie s'est arrêtée spontanément.

C'est entre quatre et cinq ans qu'apparurent chez notre malade les douleurs articulaires : d'abord au genou gauche trois ou quatre fois, ensuite au genou droit, et depuis, tantôt dans l'un, tantôt dans l'autre. Il est rare que les poussées inflammatoires rhumatismales ne s'accompagnent pas d'ecchymoses péri-articulaires (2), cela a toujours lieu lorsque l'arthrite a été provoquée par un coup. Les extrémités osseuses prennent alors un développement si considérable qu'on serait tenté d'admettre une infiltration sanguine du tissu spongieux des épiphyses, ou l'existence d'un épanchement sanguinolent dans l'article lui-même. La peau qui recouvre la jointure est, en effet, plutôt bleuâtre que rouge, comme cela aurait lieu si l'inflammation était franche. La résolution de ces tuméfactions se fait toujours avec une rapidité extrême, comme dans les cas de suffusion sanguine ou d'épanchements sanguins sous-cutanés (3). Enfin, il reste toujours après les crises et d'une manière permanente, une tuméfaction des extré-

(1) Journal de médecine de Bordeaux, 1868.
(2) Idem.
(3) Journ. méd. de Bordeaux.

mités osseuses, qui rappelle assez bien celle qu'on observe
dans le rachitisme.

Mais, ce qu'il y a de plus frappant, ce sont les douleurs
qui sont véritablement atroces. Les topiques sont inutiles ;
deux fois, un grand vésicatoire appliqué sur le genou
amena une amélioration sensible, mais la morphine seule
administrée à l'intérieur parvient à triompher de ces douleurs. Une fois, on en porta la dose jusqu'à 0 gr. 05 cent.
en douze heures ; l'enfant n'avait que 6 ans ; il n'y eut
d'ailleurs aucun accident toxique.

Les gonflements et les douleurs articulaires alternaient
chez notre malade avec les hémorrhagies. Un jour, l'avulsion d'une dent en causa une terrible. Le père qui était
dentiste prit dès lors le parti de n'en arracher aucune. Les
dents de lait sont tombées spontanément, poussées par la
venue de celles de la seconde dentition. Dans ces conditions anormales, les dents se sont trouvées irrégulières,
déviées, et il a fallu les redresser à l'aide de moyens spéciaux.

En 1868, les douleurs articulaires apparurent aux
coudes, d'abord à droite, puis à gauche. C'est à ce moment-
là que l'enfant fut emmené à Saint-Denis, pour être soumis à un traitement hydrothérapique. Ce traitement fait
avec soin ne produisit aucune amélioration.

Des hémorrhagies consécutives avaient profondément
anémié le malade, et on eut quelque peine à le reconduire
dans sa famille, la continuité des accidents faisant craindre qu'il ne succombât pendant le voyage.

A quelques temps de là, trois semaines environ après
sa rentrée chez lui, C... eut une nouvelle hémorrhagie,
mais, cette fois, malgré l'emploi de tous les hémostatiques connus, malgré la cautérisation au fer rouge, répétée 15 ou 20 fois, l'enfant mourut, il avait alors 10 ans ;
la crise avait duré 8 jours.

Obs. III. — A... est né en France. Quelques temps après sa naissance, sa famille partit avec lui pour New-York. une hémorrhagie intestinale mortelle survint dans le cours d'une coqueluche ; elle avait commencé au départ de Liverpool, elle dura seize jours, et l'enfant succomba quatre jours après son arrivée en Amérique. Il avait treize mois.

Obs. IV. — T..., est le neuvième enfant de Mme C... Il est né à la Louisiane en décembre 1862 ; venu en France à l'âge de trois ans, nous avons pu l'observer de temps à autre. Le premier accident hémophilique est survenu chez T... lorsqu'il avait trois ans. A bord du navire il eut plusieurs crises précédées de frissons. L'iodure de potassium, le perchlorure, la digitale ne produisirent rien, le veratrum réussit une fois à le calmer. Cet enfant, d'un tempérament lymphatique, d'une constitution chétive, est manifestement hémophilique.

Un petit furoncle à la fesse fut suivi d'une hémorrhagie que ni le fer rouge, ni le perchlorure de fer employé pur ne purent arrêter. Elle cessa spontanément au bout de 15 jours lorsque l'enfant fut exsangue et, que le pouls ne fut plus perceptible dans les petites artères.

Plusieurs hémorrhagies survenues depuis s'arrêtèrent par le même mécanisme. Le malade étant épuisé, sans force, sans pouls, il se forme petit à petit et par couches successives un énorme caillot qu'on laisse sécher et tomber de lui-même.

Chez T..., la moindre pression produit des ecchymoses avec ou sans douleur, mais la plupart du temps suivies d'une douleur extrême. Elle dure de deux à trois jours ; la souffrance est grande et ne cède qu'à l'administration de la morphine prise à la dose de 0 gramme 05 en douze heures.

Un petit vésicatoire soulage quelquefois et ne donne jamais lieu à aucune hémorrhagie.

Souvent les articulations du genou et les articulations tibio-tarsiennes sont le siége d'une poussée inflammatoire. Elle arrive spontanément ou à la suite d'un coup, et revêt le plus souvent tous les caractères d'un véritable rhumatisme articulaire subaigu et apyrétique. Le pouls bat de 112 à 120 fois par minute, mais ce chiffre ne s'éloigne guère de la normale chez notre malade.

Ce que nous venons de dire donne une idée de la forme des accidents qui signalèrent les premières années de l'existence de T... Après chaque crise et suivant l'intensité de celle-ci, la santé revenait plus ou moins vite.

Le genou gauche qui avait été successivement le siége de plusieurs arthrites resta malade d'une façon permanente ; les mouvements devinrent impossibles, la jambe resta en demi-flexion, à peu près, et T... fut obligé de marcher en s'aidant avec des béquilles.

En 1872, T... vint à Paris, et fut soumis à l'observation quotidienne de M. le Dr L. Lunier. C'est grâce à celui-ci que nous avons pu examiner plusieurs fois le malade. Quelques détails plus rigoureusement pris, un tableau fidèle d'une période hémophilique offriront certainement un grand intérêt. On pourra, du moins, apprécier plus exactement les effets du traitement auquel T... a été ultérieurement soumis.

30 mai. A la suite d'une chute non avouée, mais du moins très-probable, gonflement de l'articulation tibio-tarsienne gauche.

Le 31. Gonflement du genou qui acquiert de suite son maximum. Très-mauvaise journée, douleurs violentes, lancinantes, surtout du côté interne, où l'on voit une saillie très-sensible. Il s'est fait évidemment là un épanchement sanguin. Nuit très-mauvaise sans sommeil aucun.

1er juin. Journée mauvaise, nuit avec un peu de sommeil.

Le 2. Fièvre, 120 pulsations, pommettes rouges, pas d'appétit. Le gonflement des articulations persiste, les douleurs intermittentes sont fortes, le soir surtout. L'enfant les attribue au temps pluvieux, orageux. A la tombée de la nuit, le malade mange un peu de tapioca et de viande, puis le sommeil vient et dure plus longtemps que la veille.

Le 3. L'amélioration est sensible ; plaintes intermittentes, la fièvre a diminué, il y a un peu d'appétit. On mesure les deux genoux qui n'avaient jamais été plus gros et à droite, on trouve 0^m 27 c. ; à gauche, 0^m 35 c. On avait placé sur les articulations malades des cataplasmes laudanisés, souvent renouvelés, et à l'intérieur on avait administré, quand la douleur était forte, 15 à 20 gouttes de laudanum.

Le 4. Les douleurs et les autres accidents disparaissent comme par enchantement ; le gonflement seul diminue lentement.

La crise avait duré six jours ; pendant ce temps, T... avait les urines très-chargées, laiteuses, laissant au fond du vase un dépôt rougeâtre. Cela arrive quelquefois et la mère prétend que lorsque les urines offrent ce caractère, les accès doivent être longs et forts.

Du 4 juin au 14 juillet, rien ne vint troubler la santé de l'enfant. Mais le 14, une nouvelle crise arriva. Quelques prodromes qui se manifestèrent le jour même l'avaient seuls annoncée. T... s'était beaucoup remué sur un billard qui se trouvait à sa portée, il avait marché sans les béquilles dont il se servait ordinairement, en un mot, il était très-excité.

Pendant le dîner, on avait remarqué un peu de fatigue dans sa physionomie, ses yeux étaient entourés d'un cercle bleuâtre.

A neuf heures du soir, T... a commencé à se plaindre; tout d'un coup, les souffrances furent excessives et continuèrent jusqu'à minuit. Le calme dura de minuit à minuit et demi, puis à partir de ce moment là l'accès revint pour ne cesser qu'à onze heures du matin. Les grandes douleurs cependant n'arrivaient que par intervalles. Des convulsions épileptiformes revenaient dès que les douleurs s'accentuaient; l'enfant criait très-fort, au moment où la crise allait commencer ; puis, quand elle finissait, il y avait de nouveaux cris, mais moins intenses. Des mouvements convulsifs avaient lieu dans le côté droit en partant de l'épaule.

Le Dr Lunier observa deux crises qui ressemblèrent en tout aux accès épileptiques.

Dans l'après-midi du lendemain, il n'y eut qu'une seule crise avec convulsions, la précédente avait eu lieu la veille à onze heures.

Pendant quarante heures, T... a cessé de voir, les pupilles étaient dilatées, les yeux fixes et hagards. La main droite est restée paralysée pendant trente-six à quarante heures. Il y eut aussi de l'aphasie ; l'enfant disait un mot pour un autre; il ne pouvait exprimer sa pensée. Cette aphasie a duré le même temps que les autres accidents nerveux, et pendant toute la nuit du 15 au 16 l'enfant a divagué.

Dans l'après-midi du 16, T... a repris ses habitudes; il voit, cause, mange : toutefois il a beaucoup sommeillé dans la journée.

Pendant la nuit du 16 au 17, il a un sommeil irrégulier, agité ; il crie peu, mais on entend des plaintes, des divagations aussi prononcées que celles de la nuit précédente.

Le premier jour de la crise, le traitement avait consisté en application de cataplasmes laudanisés et en l'administration de 8 à 10 gouttes de laudanum : une partie du

médicament avait, du reste, été rendue par les vomissements.

Le 15. On fit prendre au malade 1 gr. de bromure de
potassium. Le 16, autant.

Le 17. 0 gr. 50 centigr. seulement, et c'est à partir de
ce moment, que la crise tempérée déjà la veille, cessa complètement; elle n'avait duré que quatre jours, il semble
donc que le bromure l'ait arrêtée. C'est à partir du 17, en
effet, que T... recouvra sa santé; l'appétit fut exception-
nel, du moins pendant quelques jours.

Dès le début de la crise, le genou gauche était devenu
énorme, tendu, tellement douloureux qu'on ne pouvait y
toucher. La douleur s'irradiait en bas dans la cheville et
en haut dans la hanche.

Le gonflement a persisté après la disparition des autres
phénomènes ; le 22 seulement, il a diminué assez sensible-
ment, mais les douleurs sont tout à fait éteintes.

Nous insistons sur la persistance de ces gonflements
articulaires, phénomènes qui ne sont pas souvent aussi
intenses, bien qu'ils ne manquent que fort rarement chez
les hémophiles... En pleine rémission, le 15 août, le
Dr Lunier a pris sur les articulations malades les mesures
suivantes qu'il a bien voulu nous communiquer : cuisse:
22 cent. ; genou gauche: 29,5 ; au-dessus de la rotule 22,
un peu plus bas, 18, c. 5. Du côté droit : cuisse : 24 c. ;
genou : 27 ; mollet : 21.

T... avait repris ses jeux habituels, il n'y avait pas eu
de crise depuis la mi-juillet, mais le 12 septembre de nouveaux accidents apparurent.

Le matin, l'enfant jouant à la balançoire avait eu le pied
pris dans une branche d'arbre.

L'accès commença à deux heures de l'après-midi ; le
genou gauche était le siége d'un léger gonflement, le
cou-de-pied du même côté était également pris.

Le soir, 0 gr., 50 c. de bromure, application sur les ar-ticulations malades de ouate imbibée de chloroforme ; malgré cela, souffrances, très-peu de sommeil, plaintes presque continuelles.

Le 13. Douleurs moins fortes, 2 grammes de bromure ; amélioration sensible. Le malade a de la constipation ; café purgatif, vomi en partie, sommeil pendant la moitié de la nuit.

La journée du 14 est assez bonne ; l'enfant va à la selle, il n'a qu'un seul vomissement ; le soir, il dîne avec un peu de perdreau ; dans la nuit, léger cauchemar, mais, en somme, sommeil assez suivi (1 gr. de bromure de potassium).

Le 15, au matin. Douleur légère dans l'articulation tibio-tarsienne gauche, mais peu de gonflement. Le genou tuméfié mesure 0^m,33 c., 5 , il n'est pas douloureux. Le pouls est à 122, la peau est peu chaude, les pommettes légèrement colorées. Le malade a pris, dans la journée 1 gr. 50 de bromure ; la nuit est mauvaise jusqu'à minuit, le reste est assez bon.

Le 16. Les accidents ont complètement disparu , la figure est naturelle, le pouls normal ; il n'existe plus aucune douleur mais le genou est encore tuméfié. Par mesure de précaution on continue le bromure de potassium.

Ce fut la dernière crise observée à Paris : la santé de T... devint ensuite assez bonne pour qu'on pût oser l'emmener en province.

Il habite maintenant la Touraine, il va au collége, court, joue et mange comme les autres enfants : de temps en temps, même, il fait un voyage à Paris. Il n'est pas guéri de sa maladie, mais les crises sont moins fréquentes, moins longues et moins violentes. Du reste, elles ont toujours cédé plus ou moins vite à l'administration du bromure de potassium (dose, 1 à 4 grammmes.)

Obs. V (1). — L... est le dernier enfant de Mme C... Il est né en France le 22 novembre 1865. Comme son frère T... il est vif, turbulent et d'une intelligence précoce. Il est blond, a les yeux bleus, les cils longs, la physionomie agréable. La peau est blanche, sillonnée de veines assez apparentes, les muqueuses sont décolorées, l'ensemble porte le cachet du tempérament lymphatique. Le cœur n'est le siége d'aucun bruit anormal, le pouls est plus fréquent qu'il ne l'est ordinairement chez les autres enfants (85 puls.) Le premier accident hémophilique se manifesta chez L... en l'année 1868 : il avait alors trois ans. Un jour, en tombant, il se fit une petite déchirure du filet muqueux de la lèvre supérieure.

L'hémorrhagie dura douze jours et ne céda qu'à la cautérisation au fer rouge.

Une seconde hémorrhagie eut lieu à peu de temps de là, à la suite d'une légère éraillure faite à la peau de la main droite avec un éclat de verre : après dix jours elle céda à la cautérisation par le fer rouge.

C'est, du reste, de tous les moyens hémostatiques employés chez ces malheureux enfants, à peu près le seul qui n'ait pas toujours échoué, encore faut-il y revenir à plusieurs reprises et employer des fers rougis à blanc.

C'est à la troisième crise que les gonflements articulaires apparurent pour la première fois. La marche de ces arthrites était, à peu de chose près, semblable à celle que nous avons décrite dans la précédente observation. Les détails nous manquent jusqu'au 4 juin 1872. Nous savons toutefois que les crises n'ont pas disparu pendant ces trois années ; elles ont même été assez fréquentes, mais au milieu de tous ces accidents, l'enfant s'est développé assez régulièrement.

(1) Il a une sœur qui jouit d'une parfaite santé.

Lorsqu'en 1872 il a été soumis de nouveau à l'observation quotidienne du Dr Lunier, on a retrouvé la maladie avec les mêmes caractères qu'elle avait en 1868.

Le 4 juin, les nouveaux accidents se manifestèrent à la suite d'une contusion du coude gauche : l'enfant que l'on promenait dans une petite voiture s'était retenu très-fort pour ne pas tomber, et cela avait suffi pour déterminer immédiatement un gonflement assez volumineux dans l'articulation.

Dans la journée du lendemain, l'enfant était souffrant, la nuit fut très-mauvaise, les plaintes continuelles.

Le 6, journée passable, nuit très-mauvaise, insomnie, douleurs.

Le lendemain, mauvais, mais nuit meilleure que la précédente.

8 juin. Journée meilleure, nuit idem. Le malade dort en général jusqu'à minuit et souffre surtout de minuit jusqu'à quatre heures du matin.

C'est à partir de ce jour que l'amélioration fut progressive.

Le 9. On mesure les coudes ; à gauche 0,21 cent., à droite 0,16 centim. seulement, mais les douleurs sont presque nulles.

Pendant cette crise, le traitement avait été institué ainsi qu'il suit : —application de cataplasmes laudanisés sur les articulations malades, et lorsque les douleurs s'accentuaient, on remplaçait les cataplasmes par du coton imbibé de quelques gouttes de chloroforme. Cet agent faisait presque toujours diminuer les douleurs, et sous son influence la tuméfaction diminuait progressivement, quoique très-lentement. L... n'a, en effet, commencé à se servir de son bras que huit jours après la fin de l'accès.

Ajoutons que pendant toute la durée de celui-ci, le malade, comme celui de l'observation précédente, rendait des urines épaisses, laiteuses, laissant au fond du vase un dépôt rougeâtre.

Depuis ce temps là, notre petit malade a chaque mois une crise. Elle est tantôt grave, tantôt légère, mais tous les trois mois, elle est grave.

Le traitement par le bromure de potassium a singulièrement amélioré la situation de L... Sous l'influence de ce médicament pris à la dose de 1 à 3 gr., les accès ont rarement beaucoup de gravité; ils consistent le plus souvent en gonflements articulaires siégeant au coude gauche et à l'articulation tibio-tarsienne du même côté.

Les hémorrhagies visibles sont assez rarement observées à la fin de l'année 1872, cependant, survint une hémorrhagie gingivale traumatique, qui dura trois jours, et tout récemment, une contusion insignifiante que le malade se fit au front amena un écoulement de sang assez considérable. On s'en rendit maître assez facilement au moyen d'une légère compression. Toutefois la petite plaie fut accompagnée d'une bosse sanguine du volume d'une grosse cerise, et qui persista assez longtemps. Elle affectait la forme d'un furoncle, et au sommet de la tumeur, on voyait un point noir faisant saillie et formé par du sang coagulé. On n'a eu aucun accident à déplorer pendant la cicatrisation. Le seul inconvénient qu'elle ait présenté c'est de s'opérer très-lentement (trois semaines environ).

Ceci, avons-nous dit, se passait tout récemment ; et quelques jours après survenait une nouvelle crise.

Elle commença le 7 février de la présente année. On avait observé les prodromes habituels : tristesse, malaise, cercle bleuâtre autour des yeux, abattement. Le gonflement est surtout marqué sur le côté externe de l'articulation tibio-tarsienne gauche, et l'articulation du coude gauche est également le siége d'une tuméfaction énorme.

Les extrémités osseuses ont évidemment augmenté de

volume. Non-seulement les douleurs sont vives, mais les mouvements sont impossibles.

J'ai vu le petit malade le 9 février, il gardait le lit depuis le commencement de sa crise. La peau qui recouvre les articulations affectées est de couleur normale, il y a de la fièvre (120 pulsations), de l'inappétence, des insomnies.

Le 12, l'accès est sur son déclin : il a, du reste, été beaucoup moins violent que les précédents.

Comme traitement, on a appliqué les topiques habituels et à l'intérieur, on a donné le bromure de potassium à la dose de 1 gramme.

Nous avons fait analyser les urines rendues pendant cette crise, et voici le résultat des recherches de M. Sergent dont l'habilité en pareille matière est bien connue.

On observe des différences assez notables dans les quantités d'acide urique (1).

Urine pathologique : 100 c.c. contenant : Acide urique : 0,07045 ou 0,7045 pour un litre.

Urine normale de l'enfant : 100 c.c. contenant 0,052189 d'acide urique ou 0,522 pour un litre d'urine.

Dosage comparatif de mon urine : 1° 100 c.c. ont donné : acide urique : 0,0550 (1) ou 0,550 par litre ; 2° 250 c.c. ont donné 0,13509 ou 0,540 pour un litre.

Ainsi les urines pathologiques du malade contiennent par litre, 18 milligr. de plus d'acide urique, que ses urines normales, et 15 milligr. de plus que les urines ordinaires d'un homme en parfaite santé.

Il sera certainement utile de faire remarquer, en terminant cette observation, qu'en dehors de ses périodes hémo

(1) Sehliemann dit que chez les hémophiles, l'urine se montre peu pourvue d'acide urique.

philiques, le jeune L. est à peu près indemne ; c'est-à-dire que des contusions, des tiraillements relativement violents ne produisent aucun accident. Pendant les crises, au contraire, la moindre chiquenaude détermine des ecchymoses, et parfois même des épanchements sanguins assez considérables.

Nota. — Ces quatre dernières observations offrent un réel intérêt au point de vue de l'étiologie de l'hémophilie.

Nous ne pouvons trop attirer l'attention sur ce fait, que la transmission héréditaire est ici nettement accentuée. Nous avons été assez heureux pour pouvoir remonter jusqu'à la quatrième génération et recueillir des renseignements très-précis, grâce à l'obligeance extrême du Dr Lunier.

Le tableau généalogique fera, du reste, embrasser d'un coup d'œil la marche de la maladie dans la famille S... à laquelle appartient les quatre enfants dont nous venons d'exposer l'histoire.

Deux frères, l'un, M. S..., arrière-grand-oncle, l'autre, A. S..., arrière grand-père de la génération actuelle.

1re *génération.*

M. S..., né en Erance ; part en Amérique à l'âge de 18 ans ; il est hémophile et rhumatisant et meurt à 70 ans, à la suite d'attaques épileptiformes. (Marié en Amérique.)

Sept enfants, dont trois morts jeunes par tumeurs blanches et quatre bien portants.

Ses enfants ne sont pas hémophiles, ses petits-fils le sont, ses arrière petits-fils ne le sont pas. (Pas d'autres détails.)

<table>
<tr><td valign="top" width="44%">

1re génération.

A. S..., né en France, bien portant; part en Amérique où il se marie; meurt de vieillesse à 94 ans: il a eu 9 enfants, dont 4 filles et 5 garçons; pas d'hémophilie chez les filles.

</td><td valign="top">

2e génération.

1er enfant, hémophile; meurt à 14 ans, à la suite d'une hémorrhagie nasale provoquée par la chute d'un arbuste sur la tête.

— 2o Hémophile depuis l'âge de 11 ans; il est goutteux, se marie deux fois et meurt à l'âge de 48 ans, à la suite de crises épileptiformes (souche de la génération actuelle).

— 3o Rhumatisant.

— 4o Goutteux.

— 5o Bien portant.

— 6o Rhumatisant.

— 7o Bien portant.

— 8o Bien portant; mais a 2 garçons hémophiles.

— 9o Bien portant.

</td></tr>
</table>

Le no 2 de la deuxième génération contracte deux mariages. Son premier mariage, avec une goutteuse, lui a donné deux filles.

3e génération.

Mme C... (1re fille).   Mme L... (2e fille).

(La famille de L. n'offre rien de particulier.)

<table>
<tr><td valign="top" width="44%">

Mme C...., fille du premier lit du n° 2 (la mère était goutteuse), a eu 10 couches et 14 enfants. Huit ont vécu et parmi ces huit, il y a eu quatre garçons hémophiles.

</td><td valign="top">

4e génération.

</td></tr>
</table>

1re couche, une fille vivante et un		mort-né	2
2	—	mort-né	1
3o	—	fausse-couche à 4 mois	1
4o	—	garçon bien portant	1
5o	—	fausse-couche, 3 enfants	3
6o	—	garçon hémophile) morts	1
7o	—	—) jeunes	1
8o	—	garçon bien portant	1
9o	—	garçon hémophile	1
10o	—	garçon bien portant	1
11o	—	garçon hémophile	1
			14

Le second mariage du n° 2, avec une femme bien portante, a produit six enfants, dont un est rhumatisant.

SYMPTÔMES. MARCHE.

Les premières manifestations de l'hémophilie arrivent généralement peu de temps après la naissance et c'est presque toujours à la suite d'un traumatisme qu'on voit survenir les hémorrhagies. La cause la plus légère peut provoquer les accidents : une piqûre d'épingle, une simple éraillure faite à la peau, une contusion insignifiante, un mouvement trop brusque, suffisent pour donner lieu à un écoulement sanguin le plus souvent considérable,

Mais l'hémorrhagie ne se fait pas toujours à l'extérieur, elle se produit assez fréquemment dans le tissu cellulaire sous-cutané. De là, de vastes ecchymoses, des suffusions énormes et même quelquefois de véritables tumeurs.

Tous ces phénomènes paraissent pouvoir se produire spontanément, mais, nous avons dit que ce n'était pas là le fait ordinaire dans les premiers mois qui suivent la naissance.

Presque toujours il faut attendre jusqu'à l'époque de la première dentition pour voir les accidents survenir spontanément. Les hémorrhagies nasales (1) sont alors les plus fréquentes ; viennent ensuite celles qui se font par les gencives, par le canal intestinal, l'uréthre. Les hémoptysies sont rares : nous n'en n'avons noté chez aucun de nos cinq malades, les écoulements par les oreilles ne s'observent presque jamais, et quoique toutes les parties du corps puissent être le siége d'hémorrhagie, (cela est incontestable lorsqu'elles sont traumatiques), elles paraissent certainement avoir pour lieu de prédilection les endroits que nous nommions tout à l'heure.

Les quelques femmes qui ont été atteintes de la maladie sont soumises aux mêmes lois, mais nous rappellerons

(1) 122 épistaxis sur 256 faits.

le fait cité par plusieurs auteurs, d'une jeune personne qui mourut d'hémorrhagie, le première nuit de ses noces, après la rupture de la membrane hymen.

Du reste, qu'ils soient spontanés ou traumatiques, les phénomènes offrent, à peu de chose près, le même caractère (1). Les hémorrhagies sont toujours sérieuses, mais leur durée est excessivement variable.

La règle est de les voir se continuer pendant plusieurs heures ; mais les cas où elles se sont prolongées jusqu'au troisième, quatrième et cinquième jour ne sont pas rares; on en a observé qui duraient un ou deux septenaires et même un mois. L'écoulement n'a pas lieu par saccade, il se fait en nappe et quelquefois, sur une surface assèz considérable.

La quantité de sang perdue est généralement en rapport avec la durée de l'hémorrhagie. Reynell Coates cite un cas où celle-ci s'était prolongée pendant douze jours et avait produit 13 litres de sang. Ce liquide présente quoiqu'on en ait dit, ses caractères habituels, et si l'on voit survenir quelque altération, ce n'est que lorsque l'hémorrhagie touche à sa fin (2), le sang a alors, en effet, moins de tendance à se coaguler.

La plupart du temps, ces hémorrhagies ne cèdent pas aux moyens qui triomphent des hémorrhagies ordinaires. L'écoulement continue quoiqu'on fasse, et dans presque tous les cas, où on a employé la compression, celle-ci a été

(1) Quelques auteurs ont divisé l'hémophilie en hém. spontanée, hém. mixte et hém. traumatique, je ne conçois ni la raison, ni l'utilité de cette division. La maladie est ou n'est pas, et si, parmi ses diverses manifestations, les unes ont une cause prochaine reconnue sans qu'on puisse la trouver pour les autres, elle n'en ont pas moins une communauté d'origine qui ne justifie pas une classification.

(2) Nous reviendrons sur ce point au chapitre de la nature de la maladie.

plus nuisible qu'utile; sous son influence, l'hémorrhagie cesse d'être extérieure, mais elle se fait en dedans et produit des suffusions et des tumeurs sanguines. Alors aussi, apparaissent des douleurs parfois intolérables. Quoi qu'il en soit, pendant tout le temps que dure la perte sanguine, le malade est abattu, sa figure ordinairement pâle peut être plus au moins colorée selon les impressions que le sujet subit, ce phénomène était très-marqué chez un hémophile dont parle le Dr Reynelle.

Le pouls est assez fréquent, 80 à 85 pulsations; la fréquence a du reste été observée d'une façon permanente, chez bon nombre d'hémophiles, et vers la fin de l'hémorrhagie il devient petit, filiforme, imperceptible. Une syncope termine quelquefois la scène. On a noté aussi, pendant la durée de la crise, de la constipation et des vomissements plus ou moins opiniâtres.

Le malade se relève toujours pâle, défiguré, anémié, considérablement affaibli. Si l'on a dit en Allemagne et en Angleterre que les *blutters* et les *bleeders* se reconnaissaient très-facilement à une pâleur extraordinaire, à un teint presque transparent, etc., il faut avouer que cela est loin d'avoir été observé chez tous les malades, et que la physionomie d'un hémophile après sa crise est manifestement distincte de celle qu'il avait avant. Cet état de faiblesse persiste plus ou moins longtemps selon l'intensité de l'hémorrhagie qui a eu lieu. Très-souvent, cependant, le retour à la santé se fait rapidement; certains hémophiles sont doués d'un appétit extraordinaire; ils semblent avoir une facilité merveilleuse pour refaire du sang, et se hâtent pour ainsi dire, de réparer les pertes qu'ils ont subies. Tel est le cas de notre malade de l'observation 1.

Les ecchymoses apparaissent ordinairement aux membres, quelquefois dans la région des épaules et des lombes, presque jamais à la face. Elles persistent pendant six, sept ou huit jours et offrent, dans leurs phases, les mêmes caractères que celles qui surviennent à la suite d'un traumatisme chez les individus ordinaires. Elles sont souvent d'une étendue considérable.

Les tumeurs peuvent atteindre un volume énorme, témoin le cas cité par Wolf d'un homme porteur d'une de ces tumeurs à la région du maxillaire inférieur, et qui descendait jusqu'à la partie inférieure du thorax ; mais, le plus souvent elles ne dépassent guère la grosseur d'un œuf de poule et sont même moins volumineuses. Elles sont tantôt dures et rénittentes, tantôt molles et fluctuantes. Leur marche ne présente rien d'extraordinaire.

Tous ces accidents se renouvellent à des époques plus ou moins rapprochées, on les a vus même revenir périodiquement. Peu d'auteurs ont parlé de ces périodes, et ceux qui les ont mentionnées n'y ont attaché qu'une faible m portance. Le fait est cependant digne d'attention, et si cette périodicité ne. se rencontre pas très-fréquemment, elle n'en est pas moins fort marquée chez certains malades. Celui qui fait le sujet de notre cinquième observation en offre un exemple frappant. Les crises reviennent chez lui, tous les mois environ et, dans l'intervalle de temps qui les sépare, l'enfant est presque indemne, il subit alors impunément des chocs, des tiraillements relativement forts, tandis que, pendant les accès, une simple chiquenaude est invariablement la cause d'accidents qui peuvent devenir redoutables. Le Dr Lunier qui a sous les yeux le malade depuis plusieurs années m'a fait maintes fois remarquer ce phénomène ; il y insistait même beaucoup, et j'ai pu constater comme lui l'exactitude du fait. Le malade en question a un frère qui offre, quoiqu'à un degré moindre, la même particularité.

Ces périodes sont habituellement annoncées par des symptômes précurseurs qui varient peu pour le même sujet. Depuis longtemps déjà, du reste, on a signalé comme prodromes des hémorrhagies spontanées dans l'hémophilie des phémonènes de pléthore et de congestion. Mais la chose ne paraît pas être aussi fréquente qu'on a bien voulu le dire : peut-être cela tient-il à l'époque où les faits ont été observés, époque à laquelle on abusait en pathologie des deux mots de pléthore et de congestion. Ce qui reste d'absolument vrai, c'est que les accès peuvent être annoncés par des symptômes précurseurs. Schlieman parle d'un malade qui, avant chaque crise, était pris de névralgie intercostale; M. Henri Gintrac cite le cas d'une femme chez laquelle une attaque d'hystérie annonçait invariablement les accidents hémorrhagiques ; un de nos malades présente avant chacun de ces accès des phénomènes d'abattement et d'irritabilité nettement tranchés.

D'autres fois les accidents nerveux, au lieu de commencer la crise, la terminent, Grandidier cite le cas de plusieurs enfants hémophiles morts dans des convulsions, le n° 4 de nos malades a offert pendant plusieurs de ses accès des phénomènes très-remarquables du côté du système nerveux. En un mot, s'il n'y a rien de parfaitement régulier dans l'apparition de ces manifestations, il n'en reste pas moins établi qu'il existe un rapport entre ces sortes de névroses et la disposition constitutionnelle que nous étudions.

Pour être complet à propos des accidents hémorrhagiques de l'hémophilie, nous devons dire que, lorsque le traumatisme a été assez violent pour produire une plaie, celle-ci se cicatrise avec lenteur. En outre, la cicatrisation donne lieu assez souvent à des hémorrhagies secondaires inquiétantes. Les plaies de tête, qui se guérissent habituellement si vite, exigent un temps plus long chez les hémophiles.

Quand de gros vaisseaux ont été intéressés dans la plaie

l'écoulement sanguin est moins considérable que lorsque la lésion a porté sur des vaisseaux d'un petit calibre ou sur des capillaires. Les saignées ne sont pas toujours suivies d'accidents redoutables; le fait avait été remarqué par nombre d'auteurs anciens.

Tels sont les symptômes que présente la marche des hémorrhagies chez les hémophiles; mais là ne s'arrêtent pas les manifestations de la diathèse, il nous reste à étudier les affections articulaires, dont la coïncidence est tellement fréquente, qu'elle peut être érigée en loi.

C'est ordinairement vers l'âge de trois ans qu'apparaissent ces affections articulaires qui sont souvent plus pénibles que les attaques d'hémorrhagie. Les grandes articulations, celles du genou, du cou-de-pied et du coude sont le plus souvent prises; l'épaule, la hanche sont plus rarement atteintes. C'est à tort que M. Gintrac a dit dans son *Traité de pathologie*, que les petites articulations n'étaient jamais prises; j'ai observé tout récemment de la tuméfaction dans 'article métatarso-phalangienne du gros orteil gauche chez le malade de l'observation n° 1.

Quoi qu'il en soit, l'articulation atteinte peut se tuméfier d'une manière soudaine, mais le plus souvent d'une manière lente. Dans le premier cas la douleur atteint promptement son paroxysme et peut être atroce (un de nos malades nous en a offert un exemple); dans le second, elle arrive petit à petit. Le malade marche quelquefois pendant un jour ou deux jusqu'à ce qu'enfin la souffrance le force à garder le repos. Ces douleurs croissent vers le soir, dit Wickam Legg, et la fièvre peut être assez considérable pour que le thermomètre, placé dans l'aisselle s'élève jusqu'à 104 ou 105° Farenheit. Le pouls est ordinairement à 120, et la peau est chaude au toucher, elle rougit rarement.

Les mouvements, d'une façon générale, augmentent la

douleur, quelquefois cependant les mouvements communiqués sont assez facilement tolérés.

Ces affections articulaires, au lieu de ressembler à du rhumatisme aigu, peuvent revêtir d'emblée une forme subaiguë ou chronique. Leur durée est variable, parfois, elles disparaissent en cinq ou six jours, d'autres fois, elles persistent pendant des semaines et même des mois. La tuméfaction peut passer d'une articulation dans une autre, ou bien elle alterne avec des épistaxis ou une autre forme d'hémorrhagie, il n'est pas rare de la voir constituer une partie des prodromes d'une hémorrhagie.

Quand le gonflement a disparu, la jointure guérit complètement ou bien les extrémités osseuses demeurent volumineuses, les parties constituantes de l'articulation sont plus ou moins altérées, des phénomènes de contracture se manifestent, tout cela dure plus ou moins de temps, mais, habituellement, après plusieurs rechutes, les mouvements finissent par reparaître.

Les causes des phénomènes articulaires sont traumatiques ou idiopathiques, l'origine traumatique a été niée, mais Wickam Legg pense qu'il est des cas où cette origine est la seule possible, le temps avait été beau, le malade avait subi un choc ou une violence et en vingt-quatre heures la tuméfaction était apparue. Du reste, il y a souvent une tache noire ou bleuâtre de sang extravasé près de la jointure; ces circonstances démontrent donc clairement, dit l'auteur Anglais, la possibilité d'une origine traumatique.

D'un autre côté, il n'est pas douteux qu'une des causes les plus fréquentes des tuméfactions est l'exposition au froid, surtout au froid humide; les changements brusques de température exercent une influence très-remarquable. Bicking parle d'une famille qui, pendant le temps sec, se portait très-bien, mais qui craignait le froid comme une

inévitable source de maladie. Le fils était un parfait hygro-
mètre.

Nous avons mentionné plus haut les grandes douleurs
qui accompagnent souvent les tuméfactions, disons maintenant que celles-là peuvent aussi se manifester seules,
et offrent ordinairement dans leur apparition et dans leur
marche, les mêmes particularités que celles-ci.

Les phénomènes articulaires peuvent, a un moment
donné, constituer les seules manifestations de l'hémophilie, les hémorrhagies qui avaient ouvert la marche des
symptômes de la maladie ne reviennent qu'à de rares intervalles ou ont complètement disparu, et les crises se résu-
ment en des tuméfactions articulaires assez souvent apyré-
tiques, mais toujours douloureuses.

DIAGNOSTIC.

Le diagnostic de l'hémophilie est facile. Toutes les fois
que, chez un individu, on verra survenir spontanément
ou à la suite d'un traumatisme, des hémorrhagies qui ne
cèdent pas aux moyens ordinaires, des sugillations, des
ecchymoses, etc., lorsque le malade se plaindra de douleurs articulaires, on pourra certifier l'existence de la diathèse hémorrhagique. Cependant, il est quelques autres
affections qui offrent certaines analogies avec l'hémophilie,
nous citerons le scorbut, la maladie de Werlhoff, l'hématidrose.

Le scorbut est une maladie le plus souvent épidémique; les
causes hygiéniques qui favorisent son développement sont
connues, elle n'est pas héréditaire, et elle affecte également les hommes et les femmes, les vieillards et les jeunes
gens. De plus, l'altération presque constante des gencives,
la fétidité de l'haleine, la fragilité des parois vasculaires
consécutive à une altération primitive du sang, et quel-

ques autres symptômes qui lui sont propres, la feront facilement reconnaître.

Le morbus maculosus se rapproche davantage de la maladie que nous étudions. Pourtant, si nous considérons que la pourpre de Werlhoff affecte également les deux sexes, qu'elle a une durée temporaire, qu'elle ne se transmet pas par hérédité est qu'elle est étrangère aux hémorrhagies par traumatisme et aux gonflements articulaires, si nous envisageons la petitesse des taches nettement circonscrites et multipliées qui couvrent la peau, si nous pensons, enfin, que chez les malades atteints d'hémorrhée pétéchiale, on observe fréquemment les troubles consécutifs aux épanchements sanguins dans les cavités viscérales (1), et que la mort est assez souvent le résultat de ces derniers, nous arriverons toujours à établir un diagnostic certain.

Dans l'hématidrose, outre que l'on ne retrouve pas les symptômes caractéristiques de l'hémophilie, on s'aperçoit souvent que l'hémorrhagie provient du réseau de capillaires qui entourent les follicules sudoripares.

De plus, le sang qui suinte à travers la peau est en gouttelettes plus ou moins nombreuses et serrées. L'hématidrose a une durée toujours courte, elle se juge le plus ordinairement en quelques minutes; les cas où on l'a vue durer un jour sont presque exceptionnels.

Nous remarquerons encore que les hémorrhagies, dans

---

(1) Les auteurs qui ont écrit sur l'hémophilie n'ont pas signalé, croyons-nous, la possibilité de ces épanchements. Un fait consigné dans le *Lyon médical*, 1871, semble pourtant prouver qu'ils peuvent exister : il s'agit d'un tout jeune enfant hémophile qui avait été atteint d'hémiplégie, celle-ci s'était manifestée à la suite d'une chute sur le côté droit. L'autopsie du malade, mort à l'âge de 16 ans, démontre la présence d'une lésion dans les circonvolutions de l'hémisphère gauche, lésion qui paraissait avoir été consécutive à une hémorrhagie ancienne.

cette affection, se rencontrent de préférence sur certain points de la peau qui sont à peu près fixes, comme la pulpe des doigts, les aisselles, les orteils, le cou, les côtés du nez, etc., points où la peau est fine et pourvue d'une grande quantité de glandes sudoripares (Grisolle). On ne voit rien de semblable dans la diathèse hémorrhagique.

Enfin, si nous voulons pénétrer plus avant dans l'étude du diagnostic différentiel, nous dirons avec le D' Cantani, qu'il faut distinguer l'hémophilie de la tendance hémorrhagique engendrée par des états morbides différents, tels que la scrofule, l'anémie, la chlorose, et de l'effusion d'hématine par dissolution du sang telle qu'il s'en produit dans les maladies par infection aiguë, comme dans la scarlatine, la variole, le typhus. Dans cet état morbide, la destruction rapide des globules rouges a pour conséquence la mise en liberté de leur hématine qui reste en dissolution dans le sérum, d'où les écoulements plus ou moins considérables que l'auteur a appelés des hématinorrhagies. Nous ne voyons rien de semblable dans l'hémophilie.

PRONOSTIC.

La diathèse hémorrhagique est, la plupart du temps, rapidement mortelle ; mais il ne faut plus dire aujourd'hui, comme on disait autrefois, que les sujets atteints meurent fatalement dans les premières années de leur vie. Grandidier cite une observation où la disposition hémorrhagique disparut à 64 ans, et fut remplacée par des douleurs articulaires et des accès d'asthme. Aux rares cas de ce genre, qui sont consignés dans la science, nous pouvons ajouter les deux suivants : Un oncle de notre malade n° 1 a aujourd'hui, 45 ans et jouit d'une bonne santé après avoir été manifestement hémophile jusqu'à l'âge de 26 ans. Un arrière-grand-oncle de nos quatre autres petits malades fut hémophile jusqu'à l'âge de 70 ans. et mourut au milieu d'attaques épileptiformes. Les cas d'hémophiles qui ar-rivent à l'âge adulte, sont, du reste, assez nombreux.

Quoi qu'il en soit, le pronostic est plus grave si les hé-morrhagies ont commencé de bonne heure, si elles se suc-cèdent fréquemment, et si le malade est de constitution chétive. Quand le sujet résiste, le danger s'éloigne, la fré-quence des hémorrhagies diminuant avec l'âge.

L'hémophilie peut s'éteindre spontanément, mais elle est généralement remplacée par d'autres affections, telles que tumeurs blanches, gonflements articulaires, douleurs rhumatismales. Il est à peine besoin d'ajouter que les maladies incidentes sont fréquemment fâcheuses parce qu'elles frappent ordinairement des sujets affaiblis, et qu'elles peuvent provoquer des hémorrhagies violentes.

ÉTIOLOGIE.

L'hémophilie est probablement toujours congénitale, elle paraît se développer de préférence à l'âge de la première dentition et attaque également le riche et le pauvre. Il existe, dit-on, plusieurs exemples d'apparition de l'hémo-philie chez les enfants à la mamelle, à la suite d'une émo-tion éprouvée par la mère qui nourrit. Ce n'est que par exception que la maladie débute dans l'adolescence ou après la vingtième année.

Dans aucune autre affection, la transmission hérédi-taire n'est aussi accentuée, et nulle part ailleurs aussi, peut-être, l'hérédité ne se manifeste avec des caractères aussi constants. Le phénomène de l'atavisme s'observe fréquemment, et ce n'est pas la règle de voir la diathèse s'abattre sur plusieurs générations successives.

Elle attaque avec une prédominance marquée le sexe masculin ; elle est sept fois plus fréquente dans celui-ci que dans l'autre (Bordmann); mais les femmes, comme on le voit, n'en sont pas exemptes, ainsi qu'on l'a cru pendant longtemps. Bordmann pense que, si l'hémophilie est plus rare chez la femme, c'est que la menstruation est une espèce de régulateur du cours du sang. L'hypothèse est séduisante, mais elle n'explique rien ; toujours est-il que ce régulateur dépasse quelquefois ses fonctions, car on cite aujourd'hui plusieurs exemples de femmes hémophiles mortes à la suite d'hémorrhagies utérines. Pendant longtemps on avait cru l'utérus à l'abri des attaques de la diathèse.

Dans une famille, tantôt les deux conjoints sont hémophiles et alors le pronostic est de la dernière gravité pour les enfants ; tantôt c'est le père seul, tantôt la mère seule. Quand le père seul est atteint de la maladie, on a quelque chance de voir les manifestations de cette dernière diminuer dans leur nombre et leur intensité ; quand c'est la mère on observe le fait contraire. La transmission héréditaire vient, en effet, incomparablement plus souvent de la mère qui peut elle-même, du reste, n'offrir aucun indice de la maladie.

L'alliance d'un hémophile avec un goutteux ou un rhumatisant semble accumuler les effets de la diathèse.

Il est à remarquer, toutefois, que les familles qui ont le triste privilége d'être atteintes d'hémophilie, compensent cette chance d'extinction par une fécondité étonnante. La mère de nos quatre derniers malades avait eu 10 couches et 14 enfants ; on a compté une autre fois, 204 enfants sur vingt et une familles.

Les saisons ont quelque influence sur la diathèse hémorrhagique : le printemps et l'automne, et, en général, les temps froids et humides provoquent l'apparition des accidents.

Quelques pays paraissent être exempts de l'invasion de

cette maladie. Bordmann dit que l'Italie et l'Espagne n'en ont offert aucun exemple; mais c'est surtout dans l'Amérique du Nord et en Allemagne qu'elle se manifeste; l'Angleterre, la Suisse et la France viennent ensuite. L'Allemagne compte pour 48 sur 100, la Suisse pour 9, la France pour 8 1/2. Enfin, on prétend que, dans un village des Alpes rhétiques, l'hémophilie est endémique; on compte dans cette petite localité une vingtaine d'habitants atteints de cette grave affection.

TRAITEMENT.

A une maladie aussi terrible, on devait opposer les remèdes les plus multipliés et les plus variés; c'est ce qui s'est produit en effet. La thérapeutique, du reste, a changé suivant l'idée qu'on s'est faite de la nature du mal.

Dans les temps anciens où l'on professait pour les hémorrhagies le plus profond respect, parce qu'on ne voyait là qu'un effet de la bienveillante nature, on saignait les hémophiles. Point n'est besoin de dire combien cette thérapeutique est déplorable; on a vu trop souvent, depuis, que le prétendu remède a été la cause d'accidents mortels.

Au commencement de ce siècle et même un peu avant, les Américains du Nord avaient cru trouver un remède presque infaillible dans le sel de Glauber. Malgré le précepte de Sydenham, qui recommande d'administrer un purgatif lorsqu'on veut prévenir la récidive des hémorrhagies, j'avoue que je n'ai qu'une médiocre confiance dans le sulfate de soude, surtout depuis que les propriétés de cet agent sont si bien connues. Mais, à l'époque dont nous parlons, on faisait jouer un grand rôle à la congestion et à la pléthore et il fallait mettre les hémophiles à l'abri des causes qui produisent ces deux états; parmi celles-ci, les plus puissantes étaient, disait-on, la diminution ou la suppression des sécrétions naturelles.

Aujourd'hui qu'on est plus éclairé sur l'action des substances médicamenteuses et qu'on fait de la thérapeutique avec méthode, nous pouvons dire que le traitement de l'hémophilie est palliatif, curatif et prophylactique.

Lorsqu'une crise apparaît et que des hémorrhagies se manifestent, la première indication qui se présente, c'est de s'opposer à l'écoulement sanguin. Il est rationnel d'avoir d'abord recours aux hémostatiques ordinaires : le perchlorure de fer, l'alun, le tannin, tous les styptiques et et les astringents connus devront être employés. Dans un cas que nous avons cité, un mélange d'amidon et de strychnine en poudre avait pu seul arrêter l'hémorrhagie. Mais, malheureusement, tous ces moyens sont le plus souvent inutiles.

Faire la compression est la première idée qui se présente alors à l'esprit du praticien, quand les remèdes précédents ont échoué ; mais elle réussit rarement et est souvent nuisible. Nous avons dit ailleurs que la compression n'arrêtait pas l'hémorrhagie, elle empêche l'écoulement de se produire au dehors, mais celui-ci se fait en dedans. Un jeune médecin hémophile, R... W..., cité par Reynell Coates, avait dû subir un jour la compression pour une plaie du doigt : le lendemain, la main et l'avantbras étaient considérablement tuméfiés par du sang infiltré dans le tissu cellulaire.

Dans toute la famille du malade, la compression avait constamment occasionné une inflammation redoutable sans aucune espèce d'avantage. De plus, à la suite de celleci, on voit apparaître le plus souvent de grandes douleurs qui n'existaient pas auparavant : nous repousserons donc tout à fait ce moyen hémostatique.

Est-il besoin de dire que la ligature doit être également

proscrite, d'abord pour les raisons que nous connaissons, ensuite parce que, dans la majorité des cas où on l'a pratiquée, l'hémorrhagie se reproduisait un peu plus haut.

Nous ne ferons pas les mêmes reproches au cautère actuel, à condition, toutefois, que le praticien saura s'en servir avec modération. On a souvent observé, en effet, que son application répétée pouvait devenir dangereuse. Mais lorsqu'il sera sagement employé il donnera, le plus souvent de bons résultats. Ce moyen réussissait assez bien dans la famille que nous citions tout à l'heure, et chez nos petits malades, on a eu souvent à se louer de son emploi. On a dit que les hémorrhagies secondaires étaient à craindre lors de la chute des eschares : le fait est vrai, mais les exemples où l'accident ne s'est pas produit, ne sont plus rares maintenant. Et puis, doit-on s'arrêter devant l'idée d'hémorrhagies probables à venir, lorsqu'il s'agit de mettre obstacle, le plus promptement possible, à un écoulement d'autant plus grave qu'il a résisté à tous les autres moyens ? Ces craintes, d'ailleurs, n'ont pas leur raison d'être s'il s'agit d'un malade chez lequel les accidents de la diathèse hémorrhagique se manifestent par périodes. En effet, à l'époque où les eschares tombent, la période hémophilique a cessé et les hémorrhagies secondaires ne sont pas à redouter.

Dans ces dernières années, on a beaucoup employé, à Bordeaux, un traitement qui a fourni d'excellents résultats et qui, croyons-nous, est appelé à rendre des services : je veux parler de l'hydrothérapie. M. Henri Gintrac donnait ses soins à une femme âgée de 34 ans et qui avait été atteinte d'hémophilie à l'âge de 15 ans, à l'occasion de ses règles : cette malade offrait comme complications des troubles nerveux convulsifs et des douleurs articulaires. Le bain de pieds *à épingles* a, plusieurs fois, arrêté presque instantanément les hémorrhagies. Sous l'influence d'un traitement hydrothérapique général, la malade s'est crue guérie pendant 14 mois. Les accidents sont revenus, mais on a recommencé le traitement ; tout porte à croire qu'il aura de nouveau réussi.

En Allemagne on a donné l'ergot de seigle à la dose de 10 à 25 centigrammes toutes les demi-heures.

En Amérique on a employé le veratrum, la digitale, etc., mais tous ces agents n'ont eu aucun succès.

On nous permettra de citer le bromure de potassium administré à la dose de 2 à 6 grammes. M. Lunier qui l'a employé chez deux de nos malades, a beaucoup à s'en féliciter. Non-seulement, selon lui, il s'oppose à la longueur et à la violence des crises ; mais encore, lorsqu'une hémorrhagie survient, le médicament administré au début tempère l'écoulement sanguin et l'arrête quelquefois. Nous voulons bien admettre le fait ; pour que nous osions compter sur le bromure comme sur un agent héroïque dans l'hémophilie, il faut que de nouvelles observations viennent s'ajouter aux deux précédentes.

Enfin, tout récemment, M. Cantani a trouvé un agent qui semble avoir merveilleusement réussi entre ses mains : c'est le penghawar djambi ou cibotium glaucophyllium. Espèce de fougère qui croît dans les forêts de la Chine, de l'Inde et de la Tartarie, cette plante se présente sous forme de masses de poils : elle renferme une résine et un peu d'acide tannique ; mais elle agit surtout, paraît-il, par l'hygroscopie très-grande de ses cellules végétales (1). Quoi qu'il en soit, appliquée une fois sur une plaie de tête,

(1) M. Dutailly, botaniste distingué, à qui j'ai demandé quelques renseignements sur le Cibotium, plante fort peu connue et dont les auteurs classiques ne parlent pas, a eu l'extrême obligeance de me communiquer la note suivante : « Le Cibotium glaucophyllium n'existe pas, ou, du moins, je n'ai pu trouver la description de cette espèce. On a probablement voulu parler du Cibotium glaucum ou Cibotium glaucescens, dont

elle arrêta l'hémorrhagie ; celle-ci pourtant se fit en dedans. On eut alors recours à un expédient : on entoura la
petite plaie de bandelettes de diachylon fortement serrées,
et on appliqua de nouveau le penghawar : l'hémorrhagie
s'arrêta aussitôt comme par enchantement.

Nous ne ferons que mentionner la transfusion du sang
qui a réussi une fois entre les mains de Lane, mais qui ne
peut être employée que dans des cas spéciaux, à cause des
difficultés de toute sorte que présente l'opération.

Il peut arriver que tous les moyens que nous avons énu-
mérés ne procurent aucun soulagement ; au lieu de tour-
menter le malade par l'application répétée de nouveaux
remèdes, on fera bien alors d'abandonner l'hémorrhagie à
elle-même. La plupart du temps, en effet, elle s'arrête

les feuilles sont glauques sur leur face inférieure, grâce à une excrétion
de nature mal déterminée, peut-être cireuse.

« La tige de cette espèce, comme celle de quelques autres espèces voi-
sines, est chargée sur toute sa surface de longs poils soyeux d'un fauve
brillant, analogue au pelage de l'agout : les poils sont constitués par des
cellules allongées placées bout à bout. Ils sont tellement abondants que,
dans le cas où l'on voudrait s'en servir pour le tissage, le prix de revient
serait très-peu considérable. La livre de cette bourre pourrait s'acquérir
au prix de quelques sous seulement. Il est très-probable, d'ailleurs, que,
malgré sa belle apparence, on ne pourrait confectionner avec elle que des
étoffes de médiocre valeur, ce que l'on a déjà fait, je crois.

« Au moyen âge, on appelait Agneau de Scythie un prétendu animal
qui, disait-on, vivait en Chine et en Tartarie. On lui attribuait des vertus
médicales singulières. Kœmpfer, le premier, dans les *Amœnitates exoticæ*,
réduisit ces fables à leur valeur, et montra que l'Agneau de Scythie était
une fougère dirigée horizontalement à peu de distance du sol et supportée
par quelques racines qui simulent grossièrement les pieds d'un quadru-
pède. Les habitants ajoutent à la ressemblance en taillant et façonnant la
plante. C'est le Polypodium Baromet, de Linnée, ou peut-être le Cibotium
glancescens ou tout au moins une espèce voisine.

« Elle est sans doute amère et anthelminthique, comme d'autres fou-
gères : en cela se réduiraient ses propriétés. On a utilisé ses poils comme
succédanés de l'amadou dans les hémorrhagies. »

spontanément. Il sera nécessaire, toutefois, de condamner le patient au repos le plus absolu; les moindres mouvements, la conversation, les impressions de toute nature, accélérant le pouls et augmentant l'écoulement sanguin. On ne s'opposera pas ʾà l'alimentation; quelquefois l'hémorrhagie s'est arrêtée pendant plusieurs heures après un déjeuner chaud. On l'a vue encore cesser après l'administration du vin de Bordeaux à haute dose. C'est en ayant présents à l'esprit tous ces faits, que le médecin ne devra jamais désespérer, même en présence des accidents les plus graves.

Aux gonflements articulaires, on opposera le repos au lit, les résolutifs, les émollients, les cataplasmes laudanisés.

On combattra les douleurs, qui sont souvent atroces, au moyen de l'opium sous toutes ses formes; on fera bien d'administrer l'extrait thébaïque à la dose de 0,05 à 0,10 centigrammes. Pour le traitement des maladies intercurrentes, on n'oubliera pas qu'il y a de grandes précautions à prendre.

Lorsque la crise a disparu, il importe de réparer les pertes des malades et de modifier leur état constitutionnel, en les plaçant dans les meilleures conditions hygiéniques. Leur alimentation sera substantielle; les amers, le quinquina, les ferrugineux, les bains sulfureux, les affusions et les douches froides compléteront le traitement. Si la famille est aisée, on conseillera les bains de mer en été, et surtout le séjour dans les pays chauds. Ne serait-il pas sage de conduire les hémophiles, si la chose était possible, dans les pays où la maladie est inconnue?

Mais là ne se borne pas le rôle du médecin; ses conseils devront être de tous les instants et varieront suivant l'âge du malade. S'il s'agit d'un enfant, on le soumettra à une surveillance absolue; on règlera ses jeux et ses occupations; quand la diathèse s'est manifestée de bonne heure, il ne faudra pas songer à la vaccination, et on abandonnera complètement aux soins de la nature la ou les dentitions. L'avulsion des dents est, en effet, une cause puissante d'hémorrhagies, et les gencives un de leurs lieux de prédilection.

Lorsqu'on a affaire à un adulte, le choix de la profession qu'il devra embrasser ne sera pas indifférent, pour mille raisons que l'on comprend facilement, et le mode d'existence auquel il se soumettra, devra être le plus simple et le plus tranquille possible. Nous ne croyons pas dire une chose banale, en rappelant qu'on défendrait avec raison aux malades, trop peu soucieux d'eux-mêmes, l'approche du rasoir ou de tout autre instrument de ce genre destiné aux soins de la toilette.

Enfin, s'il s'agit d'une femme et surtout d'une femme mariée, quels conseils, quelles prudentes recommandations devra-t-on épargner! S'opposer d'une façon absolue à l'allaitement, sera la première prescription qu'on fera à une mère.

Et, si le médecin n'a pas le droit de défendre le mariage dans les familles où règne l'hémophilie, ce sera du moins un devoir pour lui d'émettre son avis à propos de liaisons aussi dangereuses. On sait, en effet, que l'hérédité est la règle dans la ligne maternelle, et que les mères dont l'organisme a pu, pour ainsi dire, être traversé par la diathèse sans qu'il en ressente les effets, la transmettent presque constamment à leurs enfants.

Disons en terminant, et pour conclure, que c'est en faisant preuve à la fois de patience, de sagesse et de prévoyance, que le médecin aura quelque chance de prolonger la vie des malheureux atteints de cette terrible maladie.

NATURE DE LA MALADIE

Pour l'hémophilie, comme pour la plupart des maladies où l'anatomie pathologique est restée muette, les théories qui ont été émises sont presque aussi nombreuses que les auteurs qui se sont occupés de la question. Quelques-uns, cependant, ont cru avoir trouvé à l'autopsie des lésions suffisantes pour pouvoir expliquer les manifestations de la diathèse hémorrhagique; mais, disons-le de suite, ces lésions ne sont ni assez caractéristiques, ni assez constantes pour donner la raison des troubles si variés de la circulation chez les hémophiles.

Le nombre de ces autopsies est maintenant assez considérable; et si, dans quelques circonstances on a cru rencontrer une minceur anormale ou quelqu'autre lésion anatomique des tuniques vasculaires, si l'on a constaté, parfois, une altération organique du cœur, dans la grande majorité des cas, vaisseaux et cœur étaient ou paraissaient être normaux. La seule chose qu'on ait notée d'une façon constante, c'est la pâleur des tissus et l'absence de sang dans les cavités. La face et les oreilles sont souvent à moitié transparentes, et paraissent être de cire. Les ecchymoses, s'il en existait pendant la vie, persistent après la mort ; on peut même en rencontrer dans les membranes muqueuses. La rigidité cadavérique est souvent si considérable, que le corps, dit Wickam Legg, paraît avoir gagné quelques pouces en longueur. La putréfaction se manifeste rapidement.

Tels sont, du moins, les résultats d'autopsies qui ont été faites avec soin par Grandidier dans trois cas, par Elsasser, Assmann, etc.

Du côté des articulations, les résultats nécroscopiques ont été soigneusement consignés dans un cas observé assez récemment à l'Antiquaille de Lyon, dans le service de M. Horand. Il s'agissait d'un jeune malade mort d'hémorrhagies consécutives à la chute d'eschares provenant d'une cautérisation au fer rouge faite sur le genou droit. A l'ouverture de l'articulation, on constate une teinte rouge de sang dans toutes les parties concourant à former la cavité articulaire. Une coloration rose tendre, paraissant provenir de la présence du sang en voie de régression, se manifestait sur les bords. Les cartilages étaient le siége des *l*ésions avancées décrites par M. le professeur Charcot das le rhumatisme chronique. Toutes les grosses articulations des membres inférieurs présentaient à des degrés variables les mêmes altérations. Le genou gauche semblait aussi avoir été le siége d'une véritable hémorrhagie intraarticulaire.

Il n'existe pas, croyons-nous, de renseignements plus nombreux et plus précis sur les lésions que l'on a rencontrées à l'examen cadavérique, et nous avons tout lieu de craindre que les recherches ultérieures, faites dans ce sens, n'ajoutent rien à nos connaissances actuelles.

Est-ce dans une altération du sang, que nous irons chercher la solution de notre problème ? C'est là, peut-être, une des premières hypothèses qui aient été émises pour expliquer la nature de l'hémophilie : et, en étudiant cette question, nous n'avons pas seulement en vue une altération du sang spéciale à la diathèse hémorragique, nous envisageons, de plus, les modifications qui surviennent dans ce fluide, sous l'influence de certaines maladies, qui ont, d'après quelques auteurs, des rapports étroits avec l'hémophilie.

Ainsi, Rieken, il y a longtemps déjà, regardait l'affection comme une des formes anormales de la goutte. Il appuyait son assertion sur les propositions suivantes : 1° la disposition à des hémorrhagies exagérées a été presque toujours observée chez des personnes dont les parents ou les grands parents ont souffert de la goutte. 2° Chez les membres des familles hémophiliques qui ont échappé à la tendance hémorrhagique, on observe fréquemment des accès de goutte. 3° Chez les hémophiles eux-mêmes, on voit presque toujours des accès de goutte et quelquefois une alternance de l'affection articulaire avec les saignements. 4° La goutte, présentant une alliance très-étroite avec le sang et les vaisseaux, paraît être souvent une cause suffisante d'hémorrhagies.

Il est presque inutile de dire qu'aucune de ces propositions ne peut être aujourd'hui sérieusement soutenue. Certainement, on peut rencontrer la goutte chez des parents d'hémophiles et chez des hémophiles eux-mêmes, mais c'est loin d'être la règle. De plus, que signifie ce mot de goutte, dans la bouche de Rieken? On ne peut regarder, comme des manifestations de la vraie goutte, les douleurs et les gonflements articulaires qui surviennent dans l'hémophilie. Enfin, nous ajouterons avec Wickam Legg, que les hémorrhagies sont loin d'être fréquentes chez les goutteux; sur 50 malades observés, il a noté trois fois des hémorrhoïdes, et aucun n'avait eu de pertes sanguines ayant un autre siége.

Une autre théorie a fait rentrer l'hémophilie dans le scorbut. Nous sommes plus éclairés, aujourd'hui, sur la nature de cette dernière affection, et nous avons assez montré, dans le courant de ce travail, au chapitre du diagnostic, combien ces deux maladies différaient l'une de l'autre.

La scrofule a aussi été regardée comme pouvant engendrer l'hémophilie; mais si l'on a remarqué chez la plupart des saigneurs un teint pâle, un tempérament lymphatique, un habitus enfin qui peut avoir quelque ressemblance avec celui des strumeux, on n'a jamais noté d'une façon spéciale l'engorgement permanent des ganglions, une aptitude toute particulière aux coryzas, aux conjonctivites, aux ulcérations et aux suppurations de toute sorte, et qui sont l'apanage de la maladie scrofuleuse. En outre, ce mot scrofule a-t-il une signification assez exactement et assez généralement déterminée, pour qu'on puisse discuter avec quelque fruit les opinions de ceux qui ont réuni, en une seule, les deux maladies dont nous parlons en ce moment ?

Il y a longtemps aussi, que, dans l'histoire de l'hémophilie, on a pensé à la cyanose. Meckel dit que la cyanose est simplement, d'une façon bien nette un degré, plus élevé de l'hémophilie. Schonlein a défendu aussi cette théorie avec acharnement. Il dit avoir fait beaucoup d'autopsies dans lesquelles il a observé une forme arrondie et fœtale (?) du cœur, une solution de continuité dans les cloisons musculaires de cet organe, une persistance du trou de Botal, etc.

Il paraît en effet probable que, dans quelque cas, on a trouvé le muscle cardiaque plus ou moins altéré ; des fibres manquaient par place dans les parois des ventricules ou des oreillettes, les tissus du cœur étaient plus ou moins altérés dans leur forme, leurs dimensions, leur consistance ; mais faut-il voir là la vraie cause de l'hémophilie ? Dans la cyanose, il y a le plus ordinairement des communications congénitales ou accidentelles établies, soit entre les cavités droites et gauches du cœur, soit entre les deux gros troncs vasculaires qui en émanent ; elle se traduit par des accidents qui, soit qu'ils proviennent d'un mélange des deux sangs, soit qu'ils reconnaissent pour cause une gêne extrême de la circulation, ne se rencontrent guère, à ce degré, du moins, que dans cette maladie. Les colorations bleuâtres, qui affectent de préférence certaines parties du corps, sont permanentes ; les hémorrhagies qui peuvent avoir lieu par diverses muqueuses ne ressemblent pas à celles de l'hémophilie, les accès de dyspnée poussés jusqu'à la suffocation constituent un caractère distinctif de la maladie; les bruits morbides perçus d'une façon constante à l'auscultation du cœur, l'absence de gonflements articulaires, la marche différente de l'affection, en ce qui a rapport à l'hérédité, seront encore autant de phénomènes qui établiront entre la cyanose et l'hémophilie des distinctions bien marquées.

Si les deux maladies, comme l'a dit Nasse, présentent des hémorrhagies difficiles à arrêter, si elles affectent toutes deux le sexe masculin, si toutes deux elles présentent une grande mortalité au début de la vie, il ne faut pas voir là des raisons suffisantes pour les fondre en une seule. Il faut avouer que, dans l'étude de la pathologie, on trouve souvent, dans certaines maladies des coïncidences frappantes ; mais un examen plus exact de leur symptomatologie amène facilement à établir entre elles les limites véritables.

On a fait encore intervenir la chlorose comme cause des manifestations de l'hémophilie. C'est Virchow, s'il faut en croire Wickam Legg, qui a émis cette théorie. Nous ne savons ce qu'est la chlorose pour le professeur de Berlin, mais s'il faut entendre, par ce mot, une maladie caractérisée par la diminution de l'élément globulaire du sang, par des bruits de souffle vasculaires, par des troubles de la circulation et de l'innervation, maladie qui sévit de préférence sur les femmes, et qui cède la plupart du temps à un traitement approprié, nous ne voyons guère comment elle pourrait enfanter l'hémophilie. L'état chlorotique doit être souvent le résultat des manifestations de la diathèse hémorrhagique, mais nos connaissances actuelles ne nous apprennent pas comment il pourrait en être la cause. Du reste, les hémorrhagies ne sont pas aussi communes et

aussi violentes dans la chlorose que Virchow a voulu le
dire. Peut-être a-t-il attaché plus d'importance au développement tardif du cœur et des vaisseaux, à l'étroitesse
constante de l'aorte, particularités anatomiques, qui, suivant lui, existent toujours dans la chlorose ; peut-être,
dis-je, a-t-il attaché plus d'importance à ces circonstances,
qu'à l'altération du sang, lorsqu'il a voulu expliquer une
de ces maladies par l'autre ?

Enfin, on a aussi fait jouer à la rate un rôle dans la
production des phénomènes hémophiliques. Mais les fonctions physiologiques de cet organe sont encore trop peu
connues pour que nous osions entamer une discussion à ce
sujet. Nous renvoyons le lecteur à l'article qui a été publié
dans la *Gazette hebdomadaire* de 1857 par le Dr Laveran du
Val-de-Grâce, et qui est intitulé : Cas d'hémophilie avec
leucocythémie et altération de la rate.

Les auteurs, qui ont voulu expliquer les phénomènes de
la diathèse hémorrhagique par une altération du sang
spéciale à la maladie, sont nombreux, même encore aujourd'hui. En 1820, Nasse écrivait que dans l'hémophilie,
il y avait une fluidité anormale du sang ; Meckel émettait
la même idée. M. Lebert dit que la constitution hémorrhagique est le résultat d'une modification organique primitive ou acquise, caractérisée principalement par une altération du sang ; il y a fluidité très-grande, défaut de
plasticité de ce liquide, et, probablement encore, un change-
ment dans le nombre et la quantité des éléments qui entrent
dans sa constitution.

M. le professeur Tardieu a publié, dans les *Archives
médicales* de 1841, une observation très-complète d'hémophilie. Le sang d'une saignée, examiné immédiatement,
donnait pour densité 4, 5 au lieu de 7 qu'avait celui d'un
malade voisin. Il y avait diminution apparente de la matière colorante, et les globules vus au microscope offraient

un noyau central pâle, transparent, mal formé. Six heures après l'émission sanguine, il n'y avait pas de coagulation.

Gavoy a tout récemment soutenu que la fluidité du sang pouvait être due à la présence d'un sel en abondance, d'un sel alcalin par exemple. Cette théorie, dit Wickam Legg, avait acquis quelque poids à la suite d'expériences faites par Prussak. Celui-ci injecta une solution à 2 0/0 de chlorure de sodium dans les sacs lymphatiques des grenouilles, et observa que les globules rouges commencèrent à s'échapper des parois intactes des vaisseaux, et à se montrer dans les tissus voisins. Ces expériences ont été répétées plusieurs fois avec succès par le médecin anglais, mais jamais il n'a pu réussir à reproduire ces hémorrhagies par l'injection d'aucun autre sel haloïde. Nous pensons avec l'auteur que si une semblable modification du sang peut rendre compte d'une diathèse hémorrhagique temporaire, elle ne peut guère être la source d'une maladie congénitale comme l'hémophilie, et durant pendant la vie entière.

Nous pourrions rapporter ici les nombreuses analyses du sang qui ont été faites chez les hémophiles, mais nous croyons devoir nous en dispenser, puisqu'on les trouvera facilement dans la plupart des monographies qui ont été écrites à ce sujet. Nous regrettons seulement qu'il nous ait été impossible de faire analyser le sang de nos malades ; mais le traité publié à Londres contient la relation de différents examens faits avec tout le soin et toute l'exactitude qu'on peut apporter de nos jours dans les recherches chimiques. Nous nous contenterons de noter le résultat des diverses observations.

A cet effet, nous dirons que les altérations du sang dans l'hémophilie sont secondaires. Si MM. Tardieu, Lebert et d'autres auteurs ont été frappés du peu de tendance à la coagulation du liquide sanguin, et d'une diminution ap-

parente dans sa couleur, il faut voir là de pures coïncidences, mais de semblables faits ne constituent pas la règle
dans l'hémophilie. Si le sang est quelquefois modifié, c'est
à la fin des hémorrhagies, lorsque celles-ci ont été longues
et rebelles. Ces phénomènes doivent exister indistincte-
ment chez tous les individus qui, pour une cause quelconque, ont été soumis à des écoulements sanguins considérables. Dans la plupart des cas, chez les hémophiles, le
caillot se forme bien, il est résistant ; le sérum est limpide
et convenablement séparé, les globules n'offrent pas d'altération au microscope. On n'a jamais, d'ailleurs, noté
d'une manière constante un état anormal particulier du
sang des malades.

En face de ces résultats négatifs, nous avouons que
nous sommes peu porté à admettre une altération du
sang, pour expliquer les hémorrhagies produites dans l'affection qui nous occupe. Cependant il convient, ce nous
semble, de faire quelques réserves : entre un état de déli-
quescence parfaite et un état de concrescibilité manifeste,
il est une foule de degrés dont les analyses pourraient bien
ne pas avoir rendu compte exactement.

M. le professeur Gubler fait remarquer, avec juste raison, qu'on s'est peu attaché, dans ces sortes de recherches,
à déterminer les rapports que les globules rouges affectent entre eux : notre éminent maître regarde comme très-
important, dans la production des hémorrhagies, le manque
d'adhésion des disques hématiques. Nous ne sachons pas
que, dans les diverses études entreprises sur la composi-
tion du liquide sanguin, à propos de l'hémophilie, on se
soit occupé de cette particularité. D'un autre côté, si l'on
a cherché à déterminer la quantité de fibrine contenue
dans un volume donné de sang hémophilique, on s'est
peut-être trop peu préoccupé de la qualité de cette fibrine.

Mais en admettant même qu'il y ait une altération quelconque du liquide sanguin, elle ne pourrait pas être à elle seule la cause des hémorrhagies : elle constituerait, il est vrai, un élément important dans leur pathogénie, mais elle ne saurait en être la cause génératrice. En effet, d'après les idées assez généralement admises aujourd'hui, pour qu'il y ait hémorrhagie véritable, il faut qu'il y ait eu préalablement rupture d'un ou de plusieurs vaisseaux. Les écoulements qui se font par transsudation ne sont pas constitués par du sang complet, si nous pouvons ainsi dire : ce sont des *hématinorrhagies* ou des *pseudo-hémorrhagies*, comme les ont encore appelées certains auteurs. Or, il n'y a aucun rapport de cause à effet entre une altération du sang et une rupture des vaisseaux : l'une peut s'observer en même temps que l'autre, mais la première ne peut à elle seule engendrer la seconde. Une altération des parois vasculaires, ou un trouble dans l'innervation vaso-motrice amenant une dilatation préalable sont nécessaires pour expliquer le fait d'une solution de continuité. On verra, dans le cours de cette discussion, vers laquelle de ces deux idées nous nous sentons entraîné.

Les quelques lignes que nous avons écrites au commencement de ce chapitre, à propos des recherches anatomo-pathologiques entreprises sur les cadavres de plusieurs hémophiles, font facilement pressentir que les théories basées sur une altération appréciable des solides n'ont encore rien de positif.

On a successivement attribué les manifestations de l'hémophilie à un état paralytique des capillaires causé par un développement incomplet (Wedemeyer) ; à une qualité vitale congénitale des capillaires qui les rend incapables de résister à l'afflux du sang (Meynel) ; à l'amincissement des tuniques artérielles (Blagden) ; à un développement incomplet du système vasculaire (Lemp) ; à un état fœtal permanent du cœur, compliqué d'une étroitesse des gros vaisseaux (Virchow) ; à une dégénérescence graisseuse et une atrophie des grosses artères, lésions auxquelles viennent s'ajouter un surcroît d'activité du cœur et un éréthisme particulier du système circulatoire (Grandidier) ; à une disposition anatomique analogue à celle qui permet aux tuniques artérielles de se dilater pour produire ces anévrysmes multiples donnant lieu aux apoplexies cérébrales (Castan de Montpellier) ; à un développement incomplet de la cloison interventriculaire (Meckel) ; à des changements dans le volume et la consistance du muscle cardiaque (Schünemann) ; à des modifications dans le calibre des gros ou des petits vaisseaux pouvant faire varier les conditions de la circulation et produire ainsi des hémorrhagies. Enfin, M. le professeur Gubler admet une disposition au ramollissement, sous l'influence d'un trouble d'origine irritative ou inflammatoire. Cette opinion est surtout admissible quand il s'agit d'hémophilie traumatique.

M. Bouchard, cherchant à s'expliquer les phénomènes de l'hémophilie, fait le raisonnement suivant :

« L'étroitesse des parties centrales du système artériel en diminuant la capacité du système artériel, par rapport à celle du cœur, doit augmenter la tension. Les petits vaisseaux subissent donc, dans ce cas, un tension plus forte. S'il se trouvait que leur calibre fût supérieur au calibre qu'ils doivent posséder, nous trouverions là une nouvelle cause d'accroissement de la poussée latérale. Il est donc utile qu'on indique, dans les relations d'autopsies d'hémophiles, le diamètre exact des petits vaisseaux. » L'hypothèse est ingénieuse, mais c'est une pure hypothèse, et rien de semblable à ce que désire M. Bouchard n'a été observé jusqu'à présent.

Toutes les théories précitées ont, du reste, quelques

points de ressemblance, et ne sont fondées que sur l'observation de cas isolés. Aucune d'elles ne peut expliquer la disparition occasionnelle ou temporaire de la diathèse : elles expliquent encore moins les cas, rares il est vrai, ou la disposition aux hémorrhagies paraît avoir complètement disparu. La difficulté est donc tout simplement reportée en arrière.

Que penser, maintenant, des auteurs qui, pour expliquer la nature de la maladie, ont avancé qu'il y avait, chez les hémophiles une tendance à la formation d'une grande quantité de sang, en même temps qu'une altération spéciale de ce fluide et un défaut de résistance des solides (Wachmuth, Gintrac, Bordmann). C'est là, à coup sûr, une excellente manière de faire une théorie en réunissant les idées fondamentales de celles qui ont été précédemment émises. Mais sur quoi s'est-on fondé pour avancer les faits ? Nous croyons avoir suffisamment démontré qu'aucune altération constante n'a été rencontrée ni dans les solides, ni dans les liquides ; il resterait alors à prouver la réalité de cette puissance exagérée de faire du sang, laquelle triompherait de la résistance des capillaires pour donner lieu aux hémorrhagies. Je sais bien que, chez quelques hémophiles, on a remarqué après les écoulements sanguins considérables une sorte de suractivité des fonctions digestives : les malades, avons-nous déjà dit ailleurs, semblaient vouloir réparer les pertes qu'ils venaient de faire. Mais ce n'est pas là la règle : la plupart, au contraire, se relèvent difficilement et lentement de leurs accès, ils conservent longtemps un pouls misérable, et les caractères de l'anémie la plus marquée sont souvent tout ce qui leur reste de leurs attaques. Et puis comment comprendre cette faculté de fabriquer des quantités énormes de sang ? Comment alors expliquer, en supposant que cela existe, ces hémorrhagies qui, surviennent coup sur

coup, ces pertes sanguines, qui ne s'arrêtant qu'à de très-
courts intervalles, ne cessent qu'avec la vie du sujet ?
Nous avouons, pour notre part, qu'il nous est difficile d'admettre de semblables idées, et nous attendons que des observations plus nombreuses et les progrès de la physio-
logie viennent nous expliquer le phénomène.

La théorie qui nous séduit le plus jusqu'à présent est
celle qui repose sur un trouble de l'innervation des capillaires. On a même lieu d'être étonné, après une étude at-
tentive des manifestations de la diathèse hémorrhagique,
de voir en si petit nombre les auteurs qui ont demandé au
système nerveux l'explication de la nature de la maladie.
Peut-être, en eût-il été autrement, si la contractilité des
petits vaisseaux et le rôle des vaso-moteurs étaient connus
depuis un plus long temps ? Quoi qu'il en soit, en atten-
dant que l'anatomie pathologique et les études microsco-
piques aient rencontré des lésions constantes capables
d'expliquer les phénomènes de l'hémophilie, nous sommes
porté à nous ranger à l'avis de ceux qui admettent, chez
les hémophiles un désordre dans l'innervation vaso-motrice.

Examinons maintenant, les différentes hypothèses qui
ont été émises à ce sujet : Cochrane attribue l'hémorrhagie à l'absence de l'influence nerveuse dans le siége de la
maladie ; de là, diminution de résistance de certains vaisseaux qui, s'élargissant, peuvent recevoir les globules
lorsqu'ils n'admettaient auparavant que la partie la plus
liquide du sang, distension du calibre de ces vaisseaux,
destruction de leur tonicité, hémorrhagie.

Martin avait pensé à quelque influence nerveuse, parce
que chez tous les hémophiles qu'il avait observés, les
émotions morales les plus diverses déterminaient incontestablement des hémorrhagies.

Reinert croyait à un affaiblissement du grand sympathique qui permet aux vaisseaux de se dilater, jusqu'à se crever.

Otté émet l'hypothèse d'une altération du système nerveux, en se basant sur la disparition temporaire de la diathèse hémorrhagique chez quelques malades. Un de ceux qu'il observa était épileptique, et, pendant ses attaques, les chocs qu'il subissait ne produisaient chez lui aucune ecchymose. Ceci était-il dû à quelqu'influence nerveuse exercée sur les vaisseaux pendant l'attaque? Dans son argumentation, l'auteur, évoquant diverses expériences faites sur le grand sympathique chez des lapins, avance que, dans l'hémophilie, un ou deux filets nerveux seulement pourraient bien être affectés en même temps, et donne ainsi la raison des variations de lieu des accidents hémorrhagiques. Il explique aussi l'arrêt des hémorrhagies : l'influence nerveuse causant la congestion et la stase vient à cesser ; [les vaisseaux recouvrent leur tonicité, de sorte que la formation d'un caillot est rendue possible, et l'écoulement s'arrête.

De même, quand le sang est épanché dans les tissus, il se coagule autour des vaisseaux, et peut déterminer, par pression, l'arrêt de l'hémorrhagie avant même que l'état de tonicité normale ne soit atteint.

Nous ne croyons pas devoir nous arrêter plus longuement sur ces diverses théories ; nous dirons seulement qu'elles sont identiques en principe. Wickam Legg qui, dans son traité, parait les avoir examinées avec attention, pense que les hypothèses basées sur une influence quelconque du système nerveux, doivent tomber d'elles-mêmes, parce qu'un petit nombre d'auteurs seulement les ont émises. Ce n'est certes pas là, à notre avis, un motif suffisant pour faire si bon marché d'idées qui pourraient bien un jour avoir leur raison d'être.

A mesure que les observations d'hémophilie se multiplient, l'existence de phénomènes nerveux très-marqués soit chez les sujets affectés de la maladie, soit chez leurs ascendants ou leurs descendants, devient aussi plus évidente. Tel hémophile est épileptique, telle autre voit ses accidents hémorrhagiques être annoncés par une attaque d'hystérie, un troisième est asthmatique au plus haut degré; chez celui-ci, le premier accès s'est manifesté à la suite d'une émotion morale; chez celui-là, la mort est survenue au milieu de convulsions.

Si, d'un autre côté, nous pensons à la disparition et aux variations d'intensité de la diathèse hémorrhagique à des époques variables; si nous réfléchissons aux cas, rares il est vrai, où on l'a vue s'éteindre tout à fait; si enfin, nous considérons que les agents thérapeutiques qui agissent de préférence sur le système nerveux sont ceux qui, jusqu'à présent, ont peut-être produit les meilleurs résultats; n'avons-nous pas quelque raison de chercher dans une altération de l'influence nerveuse la solution du problème que nous essayons de résoudre?

De plus, les expériences qui ont été faites sur le grand sympathique, si elles ne nous rendent pas encore précisément compte des diverses manifestations de l'hémophilie, nous démontrent sans doute clairement le rôle immense que jouent les vaso-moteurs dans les phénomènes de la circulation. Après la section du sympathique au cou, chez un lapin, M. Bouchard a déjà réussi à produire des ecchymoses dans l'oreille paralysée en élevant la pression du sang. Pencus (1) et Samuel ont occasionné des hyperémies et même des suffusions sanguines très-fortes dans la muqueuse gastro-intestinale, en excisant sur des chiens, des chats et des lapins, le plexus solaire et les ganglions semi-lunaires.

(1) Die extirpation de plexus cæliacus, 1856.

La production possible d'hémorrhagies telles qu'il en existe chez les hémophiles reste encore, il est vrai, à démontrer; mais, il nous est bien permis de penser que des recherches ultérieures peuvent venir éclairer ce point de la question, et est-il absolument nécessaire de conclure toujours des résultats d'expériences qu'il nous est possible de faire sur les animaux, aux actes morbides qui se passent dans l'organisme humain ?

Mais si, dans un certain ordre de faits, le vrai pathologiste ne doit rien admettre qui ne puisse être prouvé par le physiologiste; si nous devons toujours demander à l'expérience la justification des idées que nous émettons dans l'étude des phénomènes morbides, nous nous voyons forcé d'invoquer un autre élément pour nous rendre compte des manifestations de la diathèse hémorrhagique. Or, puisqu'il ne nous est pas encore permis de nous baser sur les analyses du sang qui ont été faites jusqu'alors, puisque, en admettant même qu'il existe une altération de ce liquide, nous avons avancé qu'elle ne saurait être à elle seule la cause des actes morbides de l'hémophilie; puisque enfin, l'anatomie pathologique n'a pu démontrer aucune lésion manifeste, nous sommes bien près d'être obligé aussi de tomber dans le domaine des hypothèses. En nous appuyant toutefois sur l'autorité de Virchow, nous admettrons qu'il peut y avoir diminution de résistance dès parois vasculaires, sans altération histologique réelle.

Cependant, si nous devons douter qu'un désordre fonctionnel des vaso-moteurs puisse suffire à déterminer la rupture des vaisseaux, nous n'en persistons pas moins à faire jouer à l'influence nerveuse le rôle le plus important dans la production des différents phénomènes de l'hémophilie. Puissent des observations plus nombreuses venir donner quelque poids à cette opinion que nous émettons timidement !

Il reste maintenant un dernier point de la question à établir : l'hémophilie constitue-t-elle une entité morbide, ou bien est-elle une des manifestations d'une diathèse?

« Il est, dit quelque part M. Parrot, il est des vices de l'organisme de nature inconnue, essentiellement héridi- taires, dont le siége, durant certaines périodes où ils som- meillent, est insaisissable, et qui par moments se réveillent et affectent les tissus les plus divers sous les aspects les plus variés. Leur nombre n'a pas encore été suffisamment précisé, mais cela importe peu pour le présent, et il nous suffit de dire qu'on les désigne généralement par la qua- lification de diathèse, et qu'on s'accorde à considérer comme des types du genre, l'herpétide ou la dartre, et l'arthritis ou la goutte; » nous ajouterons la diathèse rhu- matismale.

Dans leur évolution, dans leurs dégénérations, leurs combinaisons ou leur antagonisme, soit chez le même in- dividu, soit chez ses descendants, ces vices engendrent les affections les plus différentes, et nous ne pouvons nous empêcher de penser que l'hémophilie est une des mani- festations de la diathèse rhumatismale.

On est, en effet, frappé de la coexistence des affections articulaires avec les accidents hémophiliques. Ces accidents ressemblent à du rhumatisme d'abord aigu, puis chro- nique, avec gonflement du tissu cellulaire et distension de la synoviale. M. Gintrac dit qu'il n'est pas possible de confondre ce genre de lésions avec des tumeurs sanguines : M. Dubois, ajoute-t-il, qui a vu au voisinage des articula- tions de larges ecchymoses, a cru que du sang s'était aussi épanché dans la capsule synoviale. Nous ne nions pas la possibilité du fait ; l'autopsie qui a été faite à Lyon, et dont nous avons parlé au commencement de ce chapitre, paraît en être un exemple. Mais cela n'infirme en rien l'existence du rhumatisme. Dans l'arthrite rhumatismale, en effet, la processus débute par une hyperémie de la synoviale, dont les vaisseaux sont remplis de sang et dilatés ; la tension sanguine est augmentée ; il n'est rien d'étonnant à voir, dans de pareilles conditions, chez un hémophile, une hémorrhagie intra-articulaire ; la fluxion rhumatismale n'en a pas moins existé. Quoi qu'il en soit, si les épanchements sanguins ne sont pas impossibles, ce n'est pas là le cas le plus ordinaire ; la tuméfaction passe d'une articulation à une autre ; il y a de la fièvre, de la douleur ; les grosses articulations sont incomparablement plus souvent atteintes : tout plaide en faveur du rhumatisme. En outre, cette existence du rhumatisme ne s'exprime pas seulement comme disposition individuelle, mais comme prédisposition héréditaire. Des parents, qui n'ont pas eu d'hémorrhagies, ont eu des gonflements articulaires ; ceux-ci même arrivent chez les hémophiles en l'absence d'hémorrhagies, et persistent souvent après la disparition de ces dernières.

Toutes ces circonstances tendent à montrer qu'il y a, entre le rhumatisme et l'hémophilie, autre chose qu'une simple coïncidence ; il est probable que des rapports plus étroits lient les deux maladies, et que l'une est sous la dépendance de l'autre.

La dissémination des actes morbides du vice rhumatismal n'est pas, du reste, une chose nouvelle, et un grand nombre d'auteurs ont déjà prouvé combien les manifestations du rhumatisme pouvaient être variées.

Dans un remarquable mémoire, lu en 1849 à l'Académie de médecine par M. le professeur G. Sée, l'auteur, en étudiant les rapports qui existent entre la chorée et le rhumatisme, s'exprime en ces termes : « Il n'est pour ainsi dire pas un symptôme nerveux, ni un groupe quelconque de phénomènes analogues qui ne puisse naître sous l'influence de cette cause morbide : délire, accidents céré-

braux, tétanos, contracture;... le rhumatisme peut se produire sous le masque de la paralysie : la science en renferme des preuves si nombreuses et si incontestables, qu'il paraît superflu d'en fournir l'énumération détaillée. »
« Les analogies de la chorée avec le rhumatisme, dit encore M. Sée, sont d'autant plus remarquables, que les deux affections s'enchaînent se répètent ensemble ou alternent l'une avec l'autre. Dans certaines circonstances, il se peut que l'un des deux états morbides vienne à récidiver sans l'intervention de l'autre. Ainsi, on voit des malades chez lesquels l'inflammation articulaire marque à la fois le commencement et la fin de la névropathie; comme il en est d'autres chez lesquels la chorée, née sous l'influence évidente du rhumatisme, se reproduit ensuite isolément... Les chorées avec arthrites secondaires, ne sont pas moins l'expression du rhumatisme, que les chorées qui se dessinent franchement dès le début avec le caractère rhumatismal, et la seule différence qui les sépare, c'est que dans celles-là la diathèse apparaît dès le premier abord en son lieu d'élection; tandis que dans celles-ci, elle se montre pendant quelque temps sous une forme insolite.

« Entre ces deux catégories morbides, l'analogie est d'autant plus grande, qu'il est des cas qui établissent entre elles une transition toute naturelle : ce sont les névropathies dont le début et la fin sont marqués tous deux par une attaque de rhumatisme. »

Ne sommes-nous pas en droit d'appliquer la plupart de ces propositions à ce qui se passe pour l'hémophilie? Assurément, nous chercherions en vain à démontrer en des termes plus exacts les rapports qui existent entre les deux maladies qui nous occupent. Ce que le professeur G. Sée a dit de la chorée et du rhumatisme, nous pouvons le dire du rhumatisme et de l'hémophilie. Sur deux chorées, une dépend du principe rhumatismal; les proportions paraissent être certainement plus grandes pour ce qui regarde l'hémophilie.

Si nous cherchons maintenant s'il existe, chez les hémophiles, des symptômes étrangers aux accidents hémorrhagiques, et qui sont incontestablement rangés parmi les diverses manifestations du rhumatisme, nous répondrons par l'affirmative.

Pour ne citer qu'un exemple, nous dirons que les hémophiles asthmatiques ne sont pas absolument rares ; un de nos malades offre un type frappant de cette coïncidence, et peu d'auteurs nient aujourd'hui la parenté du rhumatisme et de l'asthme.

A ceux qui nous objecteront que le rhumatisme étant une maladie commune, l'hémophilie devrait à cause de cela même s'observer plus souvent ; nous répondrons que les hémophiles sont certainement plus nombreux qu'on ne le pense. Il n'est pas nécessaire, pour être hémophile, de présenter les accidents terribles qui marquent le plus haut degré de la maladie, et nous pourrions, pour notre part, citer telle [famille dont les membres sont manifestement rhumatisants, et qui, à l'occasion de la moindre contusion, voient survenir des ecchymoses. Ils n'ont cependant jamais offert d'hémorrhagies inquiétantes. L'observation une fois éveillée sur ce point, les exemples analogues pourraient bien se multiplier promptement.

Du reste, l'hémophilie ne semble être l'expression que du vice rhumatismal porté à son plus haut degré d'intensité : elle n'existe guère, en effet, que dans les pays froids, humides, là où les variations brusques de température s'observent fréquemment.

Ces conditions sont bien celles qui paraissent les plus propres à faire naître la diathèse rhumatismale. Dans les pays chauds, à température à peu près constante, là où

les rhumatisants sont relativement moins nombreux, l'hémophilie n'est pas signalée.

Il ne nous appartient pas d'analyser plus longuement
les diverses circonstances qui régissent les manifestations
de la diathèse rhumatismale et hémophilique. Nous pensons seulement que les quelques faits que nous avons
avancés ont pu nous autoriser à émettre un simple avis
Nous répéterons, d'ailleurs, en terminant, ce que nous
avons dit au commencement de ce travail : Loin de nous
la prétention d'avoir enrichi la science d'un fait nouveau ;
il nous eût fallu pour cela les données d'une longue et
sérieuse expérience que nous ne pouvons avoir ; nous se-
rons heureux si nous sommes parvenu à jeter quelque
lumière sur la question de l'hémophilie, et si nous contri-
buons à la faire sortir du vague et de l'incertain dans lequel elle est plongée depuis si longtemps.

Paris. A. Parent, imprimeur de la Faculté de Médecine, rue Mr-le-Prince 4

9 782016 179086